现代临床介入诊断与治疗

李奋强 等 主编

江西科学技术出版社

江西·南昌

图书在版编目（CIP）数据

现代临床介入诊断与治疗 / 李奋强等主编 . -- 南昌：
江西科学技术出版社，2020.9 （2024.1重印）

ISBN 978-7-5390-7528-0

Ⅰ.①现… Ⅱ.①李… Ⅲ.①介入性治疗 Ⅳ.
① R459.9

中国版本图书馆 CIP 数据核字 (2020) 第 177584 号

选题序号：ZK2019447

责任编辑：王凯勋

现代临床介入诊断与治疗
XIANDAI LINCHUANG JIERU ZHENDUAN YU ZHILIAO

李奋强　等　主编

出版发行	江西科学技术出版社	
社　　址	南昌市蓼洲街 2 号附 1 号	
	邮编：330009　电话：（0791）86623491　86639342（传真）	
经　　销	全国新华书店	
印　　刷	三河市华东印刷有限公司	
开　　本	880mm×1230mm　1/16	
字　　数	301 千字	
印　　张	9.75	
版　　次	2020 年 9 月第 1 版　2024 年 1 月第1版第 2 次印刷	
书　　号	ISBN 978-7-5390-7528-0	
定　　价	88.00 元	

赣版权登字：-03-2020-328

编　委　会

获取临床医生的在线小助手

开拓医生视野
提升医学素养

微信扫码

临床科研 >	介绍医学科研经验，提供专业理论。	
医学前沿 >	生物医学前沿知识，指明发展方向。	
临床资讯 >	整合临床医学资讯，展示医学动态。	
临床笔记 >	记录读者学习感悟，助力职业成长。	
医学交流圈 >	在线交流读书心得，精进提升自我。	

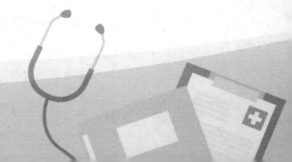

前　言

　　介入治疗是现代医学最重要的组成部分之一。自 20 世纪 80 年代以来，经过数代专业人员的不懈努力，介入治疗在基本理论、基本技术、设备装备和操作器材等方面均得到长足的发展和充实。介入技术广泛地应用于临床使介入治疗在很大程度上替代了传统的药物治疗和手术治疗，在诸多疑难杂症的治疗上极大地拓展了临床诊疗范围，介入治疗现已成为与内科药物治疗和外科手术治疗并驾齐驱的第三种重要的诊疗手段。随着介入治疗的发展成熟和临床应用效能的不断提升，介入治疗已经成为现代医学教育和临床医学培训的重要内容之一。因此，为了帮助广大医务工作者在临床工作时更好地掌握常见疾病的介入治疗方法，使疾病的诊断与治疗更加标准化、规范化。我们特组织一批临床医师，广泛参考国内外专业文献，结合自己在介入诊疗领域的工作经验，编写了此书。

　　本书主要介绍了介入诊断学、介入治疗的基础技术、冠状动脉内支架置入术、头颈部疾病的介入治疗、胸部疾病的介入治疗、消化疾病的介入治疗、心血管疾病的介入治疗、脑血管疾病的介入治疗、泌尿生殖疾病的介入治疗、脊柱骨关节疾病的介入放射治疗及外周血管疾病的介入治疗等内容。本书内容新颖，重点突出，详略得当，简明实用，对于临床介入科医务工作者处理相关问题具有一定的参考价值。

　　本书编委均是高学历、高年资、精干的专业医务工作者，对各位同道的辛勤笔耕和认真校对深表感谢！由于本书编者众多，书中难免存在纰漏和不足之处，恳请广大读者予以指正。

编　者

2020 年 9 月

目　录

第一章

介入诊断学

第一节　经皮活检技术

经皮活检包括浅部和深部穿刺，凡是在体表能够触及的肿块，直视下即可进行穿刺；而深部组织与器官的病变需要取得细胞学或组织学明确诊断时，需要在影像设备的监视下使用不同类型的穿刺针进行活检，本章节中所提及的经皮活检均为在影像设备监视下进行的深部组织和器官活检。

一、经皮活检器械

（一）经皮穿刺针

穿刺针用于通过皮肤与血管、胆道、泌尿道、胃肠道及胸、腹腔等空腔器官，建立通道，然后引入导丝、导管或引流管等进行治疗的一种器械；经皮穿刺针也可直接穿入肿瘤或囊腔作抽吸、活检或灭能等诊断与治疗。

理想的穿刺针应该针尖锋利，切缘锐利无毛刺，内、外管壁光滑，粗细适中，近远端管径一致，硬韧挺直，导丝从针座处进退容易。

1. 结构

穿刺针的形状、大小与种类很多，最基本的结构为带有针芯的穿刺针。以目前常用的穿刺针为例，一般为不锈钢制成。它由针芯与套针两部分组成。套针为一薄壁金属管或塑料管，它的作用是构成通道，可插入导丝，或连接注射器注入造影剂，针芯的作用为加强穿刺针的强度、使针体容易进入组织内和防止穿刺时套针被皮肤、皮下脂肪等组织堵塞。

套针的后端附有金属或塑料的针座（也称针柄），前端为针头，中部为针管。针芯为一实心的金属杆，杆的后端也有针座，前端锋利部分也称针头，中部称针干。

使用时针芯插入套针内，使针座上的凸起与套针针座上的缺凹相吻合，这时套针与针芯完全套合，处于备用状态。

2. 形状

（1）套针的针头与针芯的针头一致，同呈斜面状（图1-1A）。

（2）套针针管略短，呈截断状，套合后的针芯外露部分为针尖。针芯的针头呈圆锥形（图1-1B）。

（3）针芯针头呈单斜面、双斜面或菱形，突出于套针（图1-2）。各种针尖的斜面也有所不同，如呈30°或45°。

针座是供术者持握着进行穿刺的部分，其上有缺凹或凸起的一侧提示与针头斜面方向一致，有的针座附有一盘状基板。有的针座上有公螺纹，以便与注射器上的母螺纹配合紧密，抽吸时不会脱落或将空气抽入。

穿刺活检针的类型很多，其针座与外套管部分基本相同，而针芯头端具有多种形态，应根据穿刺的部位和组织器官进行选用。图1-2中1用于肝脏、肺、胸腹腔淋巴结穿刺，主要用于获取细胞学和细菌学材料。而图1-2中2～5多用于骨骼穿刺。另一类特殊的活检针是锯齿状的旋切针，为骨活检术中最常用、最有效的活检针，外径在 6 ~ 12 G 之间。此类活检针的共同特点为由套管针和锯齿切割针组成。操作对先将套管针引入病变之处，通过套管针插入旋切针，旋切多为手动操作，但最近也出现了电机旋转切割。常用的旋切针有 Franseen 针、Otto 针及 Rotex 针。

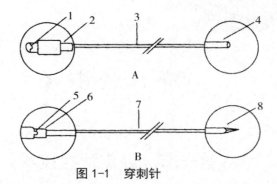

图 1-1　穿刺针

A. 套针；B. 针芯。1. 针座上的缺凹；2. 针座；3. 针管；4. 针头；5. 针座上的凸起；6. 针座；7. 针干；8. 针头

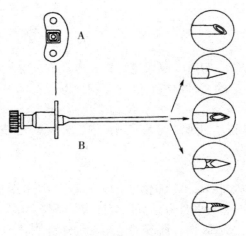

图 1-2　套合后穿刺针

A. 基板；B. 套合后的穿刺针。1. 套针与针芯等长，呈斜面状针尖；2. 针芯的针头呈圆锥形，突出于套针成针尖；3. 针芯针头呈单斜面；4. 针芯针头呈双斜面；5. 针芯针头呈菱形

3. 规格

穿刺针、切割针与活检枪的粗细以 G（gauge）标，如 18 G 或 20 G。号码数越大，则管径越细（表 1-1）。

表 1-1　经皮穿刺针的内外径

针号	内径		外径	
	inch	mm	inch	mm
15	0.059	1.50	0.072	1.83
16	0.052	1.32	0.064	1.63
17	0.046	1.16	0.056	1.42
18	0.042	1.06	0.048	1.22
19	0.031	0.78	0.040	1.02
20	0.025	0.64	0.036	0.91

针号	内径		外径	
	inch	mm	inch	mm
21	0.022	0.56	0.032	0.82
22	0.018	0.45	0.028	0.71
23	0.015	0.38	0.024	0.61

注：国际通用习惯导丝采用英寸（inch），导管采用 F（french）制，故本书也沿用。

（二）切割针

使用 21 G 活检针进行软组织活检的优点是组织损伤轻微，即使穿刺通道需要通过静脉血管、胃壁等组织仍然可以进行，然而由于 21 G 以下穿刺针内径太小，只能通过负压抽吸取得细胞学标本，进行细胞学检查，不能满足组织与病理学检查。为了满足病理学检查的需要，切割针应运而生，切割针与抽吸针的区别在于切割针能够取得组织块进行组织病理学检查和研究。切割针的不足之处是针径较粗，容易损伤血管壁而发生内出血。

切割针的结构为内芯前端有一凹槽，当凹槽部分进入活检部位后，组织陷入凹槽内，推动针外套管，将陷入凹槽内的组织切割下来。

（三）自动活检枪

自动活检枪的取材原理与切割针完全相同，是在切割针的原件上增加了机械性弹射功能，此弹射功能的优点在于能够在瞬间内进行快速切割，从而保证了取材的成功率和体积。在其后端它有壳体、针座弹射系统、非固定式针座制器、射程可调装置、弹簧提拉环和侧壁式扳机六个部分。其特征为：针座制动器是前后针座整体制动器，可以适当移动而非固定，以便调距；射程可调装置，包括射程调节旋钮及与其相连的螺旋杠杆、射程距离标尺；侧壁式扳机按钮，其位置靠近活检枪尾端的盒盖侧。其切割针部分包括套管针和针心，其特征在于针心前端带有细孔。

操作时后拉活栓，听到"咔嗒"声，说明针弹簧已被锁定，针已处于准备状态；后拉活栓，使内针芯后退进入切割外套管内并使针整体进入靶区；固定针整体不动，用拇指向前推动活塞，内针芯进入病变区，此时标本槽口外露，正位于病变内，此时扣动扳机，切割外套管被弹射进病变区，组织被切割于槽口内，整体拔出活检针。

二、引导与监视设备

穿刺活检成功与否与导向技术有着密切的关系。导向技术是指在影像设备下监视穿刺针进入组织、器官的过程，常用的影像监视设备包括电视透视、USG、CT 和 MR 等。近年来，随着影像学设备和技术的快速发展，将两种以上的影像设备组合应用已显示出广阔的前景。导向设备的选择，应根据病变所在的部位、大小、深度、范围和患者的经济能力综合考虑。

1. 电视透视

电视透视具有简便、经济、体位灵活和定位快等优点。在透视下穿刺可直接观察进针方向与深度等，尤其适用于胸部和四肢骨骼的穿刺活检。最好使用双向透视或 C 形臂透视机。使用单向透视机时，可先从一个轴面确定穿刺针的位置，然后缓慢地转动患者至另一个轴面透视，即可明确穿刺针的方向与深度。

2. 超声

超声具有简便灵活、不受体位限制、无放射性损害的优点。超声可以准确了解病灶的大小、深度和周围组织结构情况，特别是能够直接观察到穿刺通道是否穿越动脉血管，对于缺乏自然对比的腹部脏器尤其适用。目前使用的超声仪多带有穿刺探头，穿刺针从穿刺槽插入，穿刺探头可以显示穿刺的路径、进针方向和进针深度，大大提高了活检的成功率和准确性。

3. CT

CT具有良好的密度分辨率和层面空间分辨率。能清晰显示脏器的解剖形态、器官组织与内部的病变，同时又能明确病灶与周围组织结构的关系，常应用于胸、腹部骨骼和其他复杂部位的穿刺活检。CT导向穿刺活检具有定位准确、穿刺针显示良好的优点。缺点为无法监测进针过程，无法判断进针是否穿越动脉血管，操作时间长，费用较高。最近已有CT透视技术推出，克服了上述的缺点。

4. MR

MR显像具有其独特的优点，如MR实时透视、无X线损伤、并能多轴面成像等。由于常规的不锈钢穿刺针严重影响磁场，需使用镍铬合金或钛合金制成的穿刺针，以减少干扰。目前在临床上尚未普遍使用。

三、穿刺活检术前准备

尽管穿刺活检的创伤轻微，但是经皮穿刺活检仍然属于创伤性检查，仍然存在着一定的风险，甚至可能发生危及患者生命的严重并发症，因此必须做好充分的准备工作。

（1）悉拟穿刺患者的病史、影像学资料，与患者及其家属进行穿刺前谈话和交流，签订知情同意书。

（2）凝血功能检查：无论是住院患者还是门诊患者，拟行经皮活检前给予凝血功能检查是必须执行的检查项目，存在凝血功能障碍时是经皮活检的禁忌证。

（3）根据病变的部位：制订穿刺活检计划，包括穿刺点的选定，穿刺针类型与型号的选择，影像监视方法的选择，与超声室、CT室或导管室的时间预约，载玻片、无水乙醇或甲醛的准备。

（4）穿刺活检包的准备：包括局麻药、皮肤消毒剂、注射器、无菌洞巾、无菌手套。

（5）抢救药品与器械：超声室、CT室、导管室应配备氧气，气管插管，强心剂、升压药、止血药等抢救药品和器械。

四、操作方法

所有穿刺活检均在无菌状态下进行，对穿刺器械应严格消毒。选定穿刺点后，对穿刺点及其周围皮肤消毒，并铺洞巾或其他无菌单。用1%～2%利多卡因作穿刺点局部麻醉。进针前，根据穿刺针粗细，可先用手术刀片在皮肤上做一小切口，或用一稍粗针头在皮肤上刺一针眼，以利穿刺针穿过皮肤。定位与穿刺均在影像监视下进行。由于肿瘤较大时其中心可发生坏死，而肿瘤边缘部分为生长活跃区，所以取材时应选择在肿瘤的边缘部分，或采用多向取材法。为防止恶性肿瘤的穿刺道种植转移，应尽可能减少穿刺次数。

1. 抽吸活检

将抽吸活检针穿刺进入病灶中，并进一步经影像监视设备核实针头位置，确保其位于病灶内。退出针芯，连接上10 mL或20 mL注射器，在负压状态下将穿刺针小幅度推进和退出2～3次，以利病变组织或细胞抽吸入针芯内。抽吸结束的拔针过程中，只需保持注射器与针内腔的负压，不能再继续抽拉注射器。一旦针尖即将退出皮肤、皮下组织的瞬间，应停止抽吸负压，这样可防止针内腔的标本吸入注射器筒内，以免造成涂片困难。如抽吸出的是血性液体，则可能已穿至血管，应将针拔出重新穿刺。

穿刺针退出后，轻轻推注注射器，将针内腔的标本物质推注在载玻片上，然后推片、固定。若取材较多，可涂多张载玻片。最后将其送病理室进行细胞学检查。在穿刺针退出的即刻，使用无菌纱布覆盖穿刺点并稍加压迫，以防止穿刺点出血。

2. 切割活检

切割活检的目的是获取组织标本，以能对病变进行组织学检查，其诊断敏感性与特异性均明显高于细胞学诊断。

将切割穿刺针整体经皮穿向病灶，针头进入病灶边缘即可，向前推进切割针针芯，保持针芯深度不变，将针芯旋转30°～90°，有利于病变组织进入针芯凹槽内，再向前推进切割针针套。套管前进中，即将针芯沟槽内的组织切下，封存于套管与针芯槽口内（图1-3）。然后将切割针整体退出。

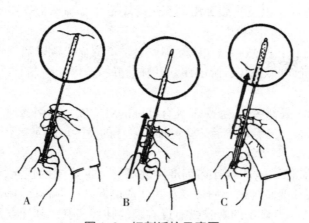

图 1-3　切割活检示意图

A. 穿刺针达病灶边缘；B. 推进切割针针芯；C. 推进切割针针套，取得组织

自动活检枪切割组织的原理与此类似。活检枪有两种类型，一类结构与切割针类似，只是推进针芯进入病灶后按动枪栓，将针套快速弹射出去切割病变组织；另一类活检枪穿刺时针芯与针套尖平齐，进入病灶边缘时按动枪栓，将针套快速弹射出并切取组织，最后退出。

由于肿瘤较大时其中心常发生坏死，肿瘤边缘部分为生长活跃区，故取材时应选择在肿瘤边缘部分。切割针退出后将针芯推出，取出组织条，将其放入 10% 甲醛溶液液或无水乙醇中，送病理检查。

3. 旋切活检

旋切活检主要用于骨骼病变的活检。基本方法与切割术类似，只是由于骨骼组织较坚硬，所使用的活检针不同。将旋切针的套针准确穿刺抵达病变区骨面，穿过骨皮质，拔出针芯，套针内植入旋切针至病变，在同一方向加压拧旋几次，切取标本。最后将获取的标本固定，并送病理检查。

五、并发症

无论采用何种方法进行穿刺活检，可能发生的并发症相类似，主要有疼痛、出血、感染和诱发肿瘤转移。并发症的发生率与刺的直径和类型以及所穿刺的部位有着密切的关系，如使用 18 G 穿刺针行肺部穿刺时，气胸的发生率为 49%，而使用 21 ~ 23 G 穿刺针作肺部穿刺时，气胸的发生率为 5.1%。使用切割针行前列腺活检的并发症发生率比细针穿刺也高 10 倍左右。

穿刺活检后疼痛多为轻度，1 ~ 2 d 内消失，无须处理，若出现剧烈疼痛，应考虑损伤血管或神经，除给予镇痛药外，还应给予止血药和抗生素。穿刺通道或穿刺靶器官内出血常见于使用粗针或切割针时，少量出血可自行停止；若有活动性出血而使用止血药无效时，可以采用血管造影检查明确出血部位后给予栓塞治疗或请外科协助处理。

穿刺活检后感染多与穿刺器械或皮肤消毒不严有关，一旦出现感染症状或体征应及时使用抗生素治疗。

气胸多在肺部穿刺后即可发生，少量气胸可自行吸收，中量或大量气胸应及时采取抽气或负压引流的方法治疗。

六、临床应用

（一）胸部活检术

胸部穿刺活检包括经皮穿刺肺活检、胸膜活检和纵隔活检。肺部活检是胸部活检的主要内容。一些影像学难以明确性质的病变，通过活检取得细胞学、组织学资料可做出定性诊断和鉴别诊断，对于治疗方案的选择、制订以及治疗后随访，预测预后等方面均具有重要作用。

1. 适应证与禁忌证

（1）适应证：①肺结节或肿块性病变，这是经皮针活检的主要适应证，用于鉴别肿瘤与非肿瘤、肿瘤的良恶性、原发性与转移性，以及明确肿瘤的组织学类型。②肺部慢性浸润性病变。③肺门实质性肿块。④来源于胸膜的肿块。⑤纵隔内肿块。

（2）禁忌证：①不能合作，剧烈咳嗽和躁动不安者。②凝血机制障碍。③重度呼吸功能障碍。④肺大疱伴限制性通气障碍：⑤肺动脉高压、肺心病。⑥肺动静脉畸形。

2. 导向手段

（1）透视：由于肺组织的特殊性，透视下具有良好的对比度，利用透视作为导向手段实时、简便、实用。若为固定球管单向透视，需翻动患者，会增加并发症的发生。DSA机具有球管和增强器旋转功能，可以实施多角度透视观察，应作为首选。

（2）CT：作为先进的影像手段，具有穿刺准确性高、并发症少的优点，并能选择最安全的穿刺途径，尤其适用于纵隔、胸膜病变、肺内小病灶以及其他透视下显示不满意的病变或部位。

（3）超声：可用于能被超声显示的胸膜或靠近胸膜的肺部病变，其优点是可以多方位观察病变和穿刺针头。

3. 操作方法

穿刺定位前仔细分析患者的X线胸部正侧位片或CT片等影像资料，确定进针方向、深度、进针部位等。如果从侧胸壁肋间隙穿刺，患者一般取仰卧位于检查床上，在正、侧位透视下确定穿刺点，并做体表标记。如果从前胸壁或后胸壁进针，患者则取侧卧位。

穿刺点确定后，常规消毒铺巾，局麻可深达胸膜，但不宜太深。进针点应于肋间隙中点或肋上缘，以避免损伤肋间血管。一般采取水平或垂直进针，不宜倾斜进针。倾斜进针难以控制进针方向，尤其对深部病灶，若用细针极易偏离病灶方向。穿刺针通过胸膜时应让患者屏气。透视下，可根据预先测量的进针深度和方向进针。一旦针刺入病变，让患者保持平静呼吸，透视下可见针尖和病变随呼吸一起运动。穿刺时，双向透视很易观察病灶同针尖的关系。应避免多次穿破胸膜。如一次未刺中靶目标，穿刺针应退至胸膜下，调整方向后再穿刺，不可完全拔出后多次穿刺。同时穿刺针应尽可能避开叶间胸膜。

C形臂透视，只需转动机架，不需翻动患者，也有利于确定针尖同病变的关系。一旦针正确刺入病灶，即可进行活检。拔针后，再次透视或扫描观察有无气胸发生。患者在穿刺过程中和穿刺后2 h内应避免用力咳嗽。

CT导向穿刺时，先从原来的CT图片上选择最佳活检层面。活检时于患者胸部表面放置不透X线的标记物，扫描后选择最佳层面，测量穿刺点与病变间的最短距离，设计进针方向和角度。确定进针点后，将穿刺针推进到原定的深度。针刺入到一定位置后，再行扫描以证实针尖与病灶之间的关系。如针尖偏离扫描层面或针尖方向有偏差，需在校正穿刺后扫描。为确定针尖的准确位置，尤其当针的方向与扫描层面成角时，常需多次扫描。

4. 并发症

胸部穿刺活检的主要并发症有气胸、咯血和局部肺出血。使用细针穿刺可明显减少并发症的发生。气胸的发生率报道不一，在4%～47%，与使用穿刺针的口径、形态和方法有关。约有7.7%的气胸患者需要抽吸气体治疗。约5%靠近肺门的病变在穿刺活检后有咯血，其他部位出现咯血者为2%。小量咯血常自行停止，无须治疗。穿刺部位周围的少量出血通常在数日内吸收。

5. 效果评价

穿刺活检对胸部疾病的诊断是一种安全而实用的检查方法。其简便易行且痛苦小。细胞学检查诊断迅速，恶性肿瘤的诊断准确率达85%～98%，良性病变则稍低；孤立结节病变的活检成功率高于肺弥漫性病变。

对影像学图像高度怀疑为恶性肿瘤者，若一次穿刺活检结果为阴性时，应给予再次穿刺活检。临床实践与国内众多医疗机构的资料表明，经皮胸部活检是影像学检查与诊断的重要组成部分，特别是可以减少不必要的开胸探查和为手术、放疗、化疗提供明确的诊断资料。

（二）腹部脏器活检术

腹部实质性脏器包括肝脏、脾脏、胰腺、肾脏、卵巢、后腹膜肿块和腹腔内肿大淋巴结均可进行经皮穿刺活检,其操作方法相似,本章节重点介绍肝脏穿刺活检术。

肝脏穿刺活检:

1. 适应证与禁忌证

(1)适应证:①超声、CT、MR 发现肝内单发或多发实质性或囊性肿块。②不明原因的肝脏肿大。③肝脏肿瘤性病变介入治疗后需要观察治疗效果。④肝移植术后。⑤布 - 加综合征。

(2)禁忌证:①不可纠正的出血性素质者。②没有安全的活检穿刺道,如膈顶部附近的肿块、前面有胃或肠重叠者。③不合作患者。④大量腹水。⑤超声、CT/MR 高度怀疑为血管瘤或包虫病。

2. 导向手段

肝穿刺的导向手段主要是超声或 CT,决定于医院条件与术者的习惯。

超声穿刺探头中心或侧方可插入穿刺针,即可实时观察超声图像上进针的部位、方向与深度;操作中如看不到穿刺针,则可能针的方向改变或探头方向不对,可做针头的短距离抖动,有助于观察。超声导向对于瘦的患者与浅表病灶较好,而肥胖患者和肠道积气较多者影响图像质量和观察。

CT 作为引导肝脏活检在临床上被广泛应用,由于 CT 的空间分辨力好,对深部病灶或体胖者非常容易观察。

3. 操作方法

大多数患者取仰卧位,偶尔也可能取斜位、侧卧位或俯卧位,以求得最佳穿刺点。一般取最短距离,以求穿刺的准确性能提高。应避免穿过肺组织、胸膜、胆囊以及胃肠道,同时穿刺通道也应避开肝门和肝段以上的血管与胆管;但对某些活检如浅表的肝富含血管性肿瘤,选择比较远距离的穿刺更为安全,因为这样可通过较多的正常肝组织,以防止出现肝包膜下或腹腔出血。

局部皮肤消毒与局部麻醉后即行穿刺。用超声导向时,固定探头,嘱患者暂停呼吸,迅速将穿刺针沿探头引导器插入肝脏,观察针尖的强回声点,确保针尖沿探头引导方向继续进入,直中目标。肯定针头位置准确无误后即行活检。

CT 导向的定位穿刺方法类似于肺活检术。

4. 并发症

经皮肝穿刺活检的安全性较好,其并发症的发生率很小,使用细针时为 0.04%,用粗针活检为 0.1%~0.3%,严重并发症发生率更小。出血是最常见的并发症,可发生于肝内、肝包膜下及腹腔内,通常可自限,不至于引起严重后果;胆汁渗漏可引起胆汁性腹膜炎;穿刺通道在近肝门处通过肝动脉和门静脉可引起动静脉瘘;迷走神经反射可引起低血压与心动过缓;偶见有穿刺道的肿瘤种植转移。

5. 效果评价

目前,经皮肝穿刺细针活检对于肝脏恶性肿瘤的诊断敏感性与特异性均在 90% 左右,用粗针穿刺进行组织学活检则更高,对临床怀疑肝癌的患者提供了一个安全、有效、可靠的确诊途径。有一组报道对 3 cm 以下的肝脏肿块在超声实时导向下活检,用 18~19 G 针,活检正确率达 96%,没有并发症。

对肝脏非肿瘤性病变进行活检时,应选择切割活检,以便取得较多的组织进行病理学或免疫生化学研究。

(三)骨活检术

骨骼病变的穿刺基本方法与腹部脏器类似,只是由于骨骼组织较坚硬,所使用的穿刺针有所不同。常用于骨骼系统活检的穿刺针有:Ackermann 针、Craig 针和 Jamshidi 针。骨骼病变具有多种多样的性质,如囊性病变、炎性病变、溶骨性肿瘤、成骨性肿瘤、代谢性病变、骨性病变浸润软组织等,随着病变性质的不同,病变处骨骼的硬度差异较大,所以目前尚无一种穿刺针可适合于多种病变。不同类型的活检针应据 X 线平片或 CT 片所显示病变骨骼的密度与部位进行选择。

1. 适应证与禁忌证

(1)适应证:①临床与影像学诊断有困难而临床治疗又需要组织病理学结论的各种骨骼病变。②转移性骨肿瘤,经皮骨活检术诊断价值已经充分肯定。主要适用于以下情况:明显的转移灶,但与原发疾病的临床分期不符;核素扫描阴性,但是其他影像学检查不能排除转移性肿瘤;有多个原发肿瘤的转移灶；影像学表现为稳定的转移灶，决定是否需进一步治疗；未能找到原发肿瘤的转移瘤。③原发性骨肿瘤是一个有争议的适应证，因为病理医师很难仅凭少量的标本做诊断和分级，尤其是软骨类肿瘤。此外，大多数原发肿瘤需外科治疗，因而可在切除前做外科活检和快速切片。④急性或慢性化脓性骨髓炎、骨结核等。⑤需要鉴别椎体压缩性骨折的原因，确定嗜酸性肉芽肿与骨纤维异常增殖症等。

（2）禁忌证：无绝对禁忌证。相对禁忌证有血供丰富的骨转移瘤；有严重出血倾向者；晚期极度衰竭者；脊柱严重畸形者

2. 导向手段

由于骨骼系统的良好对比度，X 线透视定位与导向下进行骨骼病变穿刺具有经济、简便、操作灵活的优点；CT 引导下穿刺定位准确性更高，应用越来越普遍。

3. 操作技术

（1）脊椎穿刺：经支脊椎穿刺由于脊髓、椎管和神经根的阻挡，不适合从正后方（脊柱中线）进针，也应避开关节和横突。最常用、也是最安全的进针途径是后方进针法。其进针点一般取脊柱中线旁开 5～10 cm，胸部为 5～6 cm，上腰部为 7 cm，下腰部则可延至 10 cm，同时应根据患者的体形做适当调整。最好的方法是术前根据 CT 或 MRI 的横断扫描像做一测量，确保避开大血管、神经和其他重要脏器。进针与矢状面成角，在胸部为 30°，而腰部则为 45°左右。

常用的穿刺体位为标准侧卧位（椎体病变侧向上），选择好穿刺点，定位后用 1%利多卡因做局麻。在侧位透视下插入穿刺针至病变部位。穿刺过程中若遇骨性阻挡，可能是由于穿刺针与脊柱矢状面成角过小而被上下关节突阻挡所致，应做调整。若调整角度后仍难以避开上下关节突，则需将穿刺点向外侧移 1～2 cm。在侧位透视下穿刺针抵达病变部位后，必须正位透视予以证实。

另一较常用的穿刺方法为患者取标准侧位，将 X 线球管转至与患者腰椎冠状面成 50°～60°角。该角度即穿刺针与腰椎矢状面的成角，因此，在穿刺过程中无须做正侧位双相透视，只要看到穿刺针呈一金属点状影就可视为穿刺准确无误。

由于颈椎具有相对较厚实的附件结构，颈椎穿刺不能从侧后方进针。目前均采用前侧方进针，在普通 X 线透视或 CT 监视下进行。前侧方进针法的要点是使穿刺针在喉部与颈动脉鞘之间穿行。由于其周围均为重要脏器和组织，穿刺必须细心和准确无误，并尽可能用较细的活检针。患者取仰卧位，术者在侧方，用二手指平行触及喉部和颈动脉，另一手则将穿刺针沿指间穿刺，进针角度与颈椎冠状面成 20°。正侧位透视下监视，以确保穿刺位置准确无误。

（2）四肢长骨和扁骨的活检：穿刺前先对病变部位进行进针定位，可利用正侧位透视或 CT 扫描观察病变最清楚、距表面最近处作为进针部位，做好标记，并固定肢体。然后进行局部浸润麻醉，深度应达病变边缘处。在透视下对准病灶处进针。

四肢骨具有较厚的骨皮质，穿刺时可使用骨钻打孔后再行穿刺。行长骨活检，应避免穿刺针沿其圆柱状骨皮质滑动而误伤周围的血管或神经。在行肋骨和胸骨穿刺时，应注意掌握进针的深度和方向，以避免损伤肺组织。穿刺针应斜行进入，以免穿入胸膜。正常情况下的骨皮质十分坚韧，需要用手钻或电钻才能穿通。当穿刺针突入骨髓腔时，尤其是骨髓炎患者，常剧痛难忍，需用强镇痛剂。

4. 并发症

骨活检的并发症发生率相对较低。据 Laredo 报道在该院 8 年内完成的 500 例骨活检术中，仅有 1 例发生并发症，为腰大肌旁血肿。Murphy 综合了 11 家医院 9 500 例骨活检术，发生率为 0.2%，最常见的是胸椎活检时的气胸，多数并发症较轻，可恢复。引起并发症的原因为穿刺活检过程中损伤血管、神经及邻近组织所致。因此，减低并发症的关，键是活检医师必须具有丰富的临床解剖与 X 线解剖知识及娴熟的操作技能。术前详细的 CT 和其他影像学检查并在 CT 片上测量穿刺参数和定位有助于减少并发症。

5. 效果评价

多种因素可影响其诊断准确率，包括不同的疾病和类型、不同的活检部位、病理医师的经验、活检前的放射学检查和临床其他检查情况等。其中，不同类型的病变对诊断的准确率尤其相关。一般而言，骨活检术对转移性肿瘤的准确率最高，可达 90%左右，而对原发性肿瘤病变的诊断准确率则低一些，为

73%~94%。据多组大宗文献报道，综合性骨疾患的活检准确率总体多在80%左右，最高达94%。

七、评价

在X线透视、超声、CT引导下的穿刺活检已经成为一项成熟的介入诊断技术，其准确率可以达90%~95%，而21 G及更细的穿刺针的应用，使并发症的总发生率低于1%。自动活检枪的产生，使活检过程更加简单，创伤小与快捷，所取标本更适于病理诊断。

第二节　血管造影诊断

血管造影始于1923年，最初的血管造影图像与骨骼和软组织相互重叠，对血管的细小分支显示较差。另外，血管造影图像首先被投照到X线胶片，再经过暗室技术处理后才能看到血管造影图像。而且为静态单幅图像，为了克服骨骼与软组织对血管造影图像的重叠，早在20世纪50年代人们采用胶片减影技术以获得更为清楚的血管造影图像。为了克服静态图像无法动态观察血流情况，20世纪60年代随着影像增强技术的应用，出现了血管造影电影摄影技术，达到了动态观察血流和同时捕获动脉期、实质期、静脉期的目的。20世纪80年代，随着计算机技术的发展，出现了数字减影血管造影设备，数字减影血管造影的优点体现在实时显示减去骨骼和软组织的动态三期图像。数字减影血管造影不仅提供了高质量血管造影的图像，而且减少了造影剂的用量。

介入放射学的发展是建立在血管造影之基础上，血管造影诊断不仅对血管性病变、肿瘤性病变具有定位和定性诊断之价值，而且是进行介入治疗的依据；血管造影诊断既可以在介入治疗之前，也可以在介入治疗的过程中和介入治疗之后进行，介入治疗之后的血管造影又是评价介入治疗效果的客观指标之一。

一、经皮血管穿刺与插管

（一）穿刺针

目前临床上广泛使用的经皮血管穿刺针为改良的前壁穿刺针，该针的结构简单，既无针芯，也无基板，针座上的缺凹表示该侧为针头的斜面所向。目前日本Terumo公司生产的穿刺针带有塑料穿刺套管（图1-4），穿刺套管比穿刺针稍短，由塑料制成，套在金属针管外，套管紧裹着针管与之一起穿刺。进入血管后，拔除穿刺针，留下套管，即可植入超滑导丝后换入导管鞘或导管。针座与针管衔接处应光滑呈漏斗状，以便导丝插入；也可直接连接注射器或连接管。

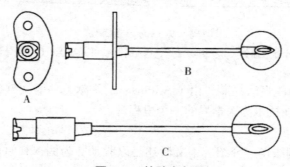

图1-4　前壁穿刺针

A. 基板；B. 带基板的前壁穿刺针；C. 不带基板的前壁穿刺针

（二）穿刺技术

自从Seldinger于1953年开创直接经皮穿刺血管技术以来，血管造影进入了一个新的阶段。它避免了切开暴露血管，改为直接经皮穿刺血管，运用导丝与导管的配合，将导管插入主动脉内。此项技术强有力地推动了介入放射学的发展，并成为介入放射学的最基本方法。这一技术在临床应用中不断得到改良和完善，并发展到能够应用于所有腔道的穿刺。

1. Seldinger 术基本概念

Seldinger 穿刺技术经典的操作步骤为：用带针芯的穿刺针经皮穿透血管前、后壁，退出针芯，缓缓向外拔针，当穿刺针退至血管腔内时，可以见血流从针尾流出，即引入导丝，退出针，通过导丝引入导管，将导管放至主动脉，此即 Seldinger 术（图 1-5）。

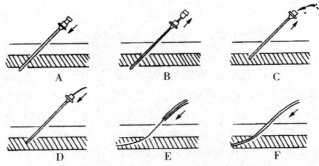

图 1-5 Seldinger 穿刺技术示意图

A. 带针芯穿刺针穿过血管前、后壁；B. 退出针芯；C. 后退穿刺针管见血喷出；D. 引入导丝；

E. 退出穿刺针留下导丝后插入导管；F. 导管顺导丝进入血管，退出导丝留下导管

2. Seldinger 改良法

Driscoll 于 1974 年提出改良法，他用不带针芯的穿刺针直接经皮穿刺，当穿刺针穿过血管前壁（避免损伤后壁），即可见血液从针尾流出，再引入导丝、导管。这一方法的主要优点是避免穿透血管后壁，一次穿刺成功率高，并发症少，熟练操作后对桡动脉、腋动脉穿刺更有利（图 1-6）。

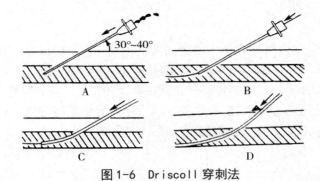

图 1-6 Driscoll 穿刺法

A. 穿刺针进入血管；B. 引入导丝；C. 退针、引入导管；D. 退导丝造影

目前绝大多数术者均采用改良法穿刺，由于 Seldinger 的贡献，一般文献上仍称 Seldinger 穿刺术，不刻意说明改良法。Dotter 称此项技术为医学界的一个里程碑。

（三）插管技术

本书按 Seldinger 改良穿刺法作一介绍。本文所述是以股动脉为例，其原理同样适用于静脉和非血管腔道的穿刺。

通常患者仰卧在造影台上，术者站在患者右侧。以右手持针操作。

穿刺前应先确定穿刺部位，右侧股动脉穿刺点应定位于右侧腹股沟皮肤皱折下方 1 ～ 1.5 cm 股动脉搏动最强处。由于穿刺针斜行穿入，穿刺部位具有皮肤进针点与血管进针点两个部位，所以它们不在同一垂直面上。穿刺时应根据皮下脂肪及肌层的厚薄予以调整进针角度。而股动脉的顺行与逆行穿刺时上述两者的距离明显不一样。

1. 局部麻醉

除不合作或婴幼儿和因介入治疗特殊需要做全身麻醉外，一般均采用局部麻醉，注射针头应深入动脉鞘内的动脉内侧做鞘内麻醉。进入动脉鞘时有轻度突破感，回抽无血时，在动脉内侧注入1%利多卡因2 mL。针头退至皮下后再向动脉外侧刺入，入鞘后同样注入等量利多卡因。退针时同时在皮下注射1 mL利多卡因。上述负压抽吸状进针是为了穿刺时一旦进入血管，立即能发现，可迅速退出，重新穿刺。

2. 穿刺

用尖刀片在穿刺处与皮纹方向一致挑开皮肤2 mm。皮肤开口处一定要在血管的正上方，以便以后的操作均在与血管同一轴线上进行。

皮肤切开的方向应该顺从皮纹的方向，特别是在颈部切开时，更应该掌握此原则。

穿刺时穿刺针头的斜面应始终向上，这可从针座上的缺凹来认定。斜面向上有利于导丝推进。

穿刺针以30°～40°角向血管穿刺时，动作轻巧，可平稳缓慢地推进（图1-7），方向要始终一致，不能左右上下扭曲，以免以后导丝及导管在皮下扭曲，使操作困难。

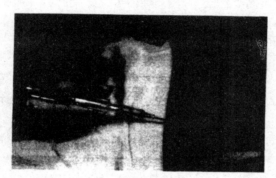

图1-7 经皮穿刺

穿刺针进入皮下组织后行走时阻力较小，针尖到达股动脉管壁时阻力增加，此时应稍用力使针头快速通过血管壁，穿刺针头进入血管腔后立即可见鲜红色血液从穿刺针座处喷出，表明穿刺成功。

穿刺针深入后，可能会发生几种情况：①未见血液从针座处外溢，即未穿入血管，可将针头退至皮下重穿。②针座处血流不畅，其色暗红，则为针入静脉，也需退出针头。③针座处血流不畅，其色鲜红，表示针尖孔并未完全在动脉腔内，可能一半在腔内，一半在血管的前壁或后壁。应将穿刺针稍向里或外移动，使针头完全位于血管腔内。如仍未入血管，则退出穿刺针，稍压片刻后再穿刺。

3. 插入导丝

穿刺成功后，左示、中与拇指抓住穿刺针，右手取过导丝，插向穿刺针针座。导丝进入穿刺针在血管内行走时应感觉到畅通无阻力。在导丝通过穿刺针插向血管时如有阻力切忌用力猛插，这时可能有以下几种情况：

（1）在插导丝时，使穿刺针移动，可能超出或退出血管腔。

（2）穿刺针与皮肤间夹角过大，近直角状，导丝不易插入。

（3）穿刺针头的斜面不是朝上，而是朝下，使导丝向后转。

（4）穿刺针进入小血管，如股深动脉。

（5）前方血管扭曲严重。

此时应停止插导丝，先检查针座的缺凹是否向上，即针头的斜面是否朝上，如有误则调整后再插管。如位置正确，则把针座下压，使穿刺针，血管间角度减小，这也有助于插导丝（图1-8）。如仍有阻力，则退出导丝，如无喷血，则重新穿刺。如果针座处喷血正常，而导丝插入仍有困难，则应在透视下经穿刺针注入造影剂观察，是否血管有严重狭窄、扭曲，或导丝插入细小的血管分支等，根据透视情况做出处理。偶尔也有术者左手过分紧压被穿刺血管的上方，造成导丝插入困难。

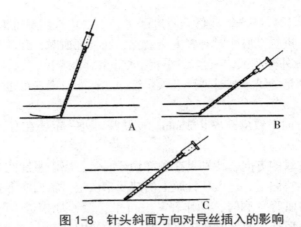

图1-8　针头斜面方向对导丝插入的影响

A. 针头斜面方向正确，但角度太大，影响导丝插入；B. 针头斜面方向、角度均好；C. 针头斜面
方向相反，导丝无法引出

4. 退穿刺针

导丝进入血管15 cm左右，术者右手将导引子与穿刺针退出皮肤，同时左手3、4、5指压迫穿刺处，示、拇两指抓住靠近穿刺处的导丝。右手握肝素盐水纱布裹住导丝，一边退出穿刺针，一边清洁导丝。

5. 引入导管鞘

由于介入检查和治疗的目的不同，使用的导管直径和类型亦不同，在插入导管鞘之前应根据使用导管的大小决定导管鞘的型号。由于导管鞘相对粗大，在插入导管鞘时应采用旋转推送，旋转推送法可以使导管鞘容易通过皮下组织和血管壁。随着4F导管鞘的应用，不用切开皮肤也可以在穿刺成功后直接插入4F导管鞘。

导管鞘的优点在于：消除导管在局部操作中的不适感和反复换管引起的血管损伤，其缺点则是扩大了穿刺通道（鞘的外径比裸导管粗1 F = 0.33 mm），也增加了费用和操作时间，如果鞘过大，还可能在鞘与导管之间引起血栓，操作中必须经常用肝素冲洗导管鞘。此外，对于头端不缩细的导管则必须使用导管鞘，因为钝头导管不易插入血管，用力插入则引起血管损伤，术中导管周围持续出血，影响操作。

导管鞘插入后，术者可将导管鞘内芯与导丝一起从导管鞘退出。立即用肝素等渗盐水从导管侧臂冲洗导管鞘，同时见有血抽出也肯定导管鞘在血管内。

6. 引入导管

导管鞘就位后，先将导丝插入即将插入的导管内，导丝头端则缩在导管口内，不使外露。导管从导管鞘隔膜处插入数厘米，即可插入导丝，使导丝超出导管口，由导丝先行导管跟入插向血管（导丝头端比导管头端软，可防止损伤血管）。在透视指导下，将导管插至靶点附近：退出导丝，用肝素等渗盐水冲洗导管，必要时注入造影剂，观察导管所在部位。

7. 穿刺点处理

在造影诊断或介入治疗后应将导管、导丝和导管鞘拔除，此步操作虽然是介入诊疗的最后一步，但是仍然可能出现严重的并发症：拔管时必须按照以下步骤操作。

拔管时先用左示、中、环指分别放在皮肤穿刺点、血管穿刺点及血管穿刺点的头侧，右手抽出导管后，左手中指立即压紧。开始时可以压迫稍重，阻断血流。3 min后应稍放松，使血流通过，这时感觉到手下有血管搏动，10 ~ 15 min，慢慢放松中指。如无出血，用纱布覆盖后，可用绷带或胶布条包扎。

压迫止血和加压包扎后，穿刺侧肢体保持4 h伸直不动，4 h后首先去除加压包扎，24 h内卧床，以免穿刺处血凝块脱落，引起皮下血肿或大出血，24 h以后可起床活动。

观察期内注意穿刺处局部有无出血或血肿，注意血压、脉搏的变化，防止内、外出血。注意穿刺远端肢体皮色、温度、感觉等，防止血栓形成的可能。对全麻患者更要注意观察呼吸、脉搏与血压，直至清醒。

二、血管造影设备

数字减影血管造影（digital subtraction angiography，DSA）设备，由于血管造影和透视的需要，数字减影血管造影机是开展介入诊疗必备的设备之一。在 DSA 设备中，X 线透视为最基本的功能。DSA 设备具有脉冲方式透视、造影图像采集、旋转血管造影，步进血管造影、路图引导等功能，扩展的软件可以对狭窄血管、心脏收缩功能进行测量和评价，还可以进行血管三维重建，类 CT 断层扫描和经皮穿刺活检引导。上述这些功能的扩展有利于患者和手术者的放射防护，有利于对复杂、疑难病例的处理。近年来推出的平板数字减影血管造影机能够提供清晰的血管造影图像。使血管造影的诊断价值进一步提高。

三、造影剂

（一）碘剂造影剂

含碘造影剂一直是血管造影理想的对比剂。目前使用的造影剂按其分子结构和理化特性可分为两大类，即离子型造影剂（ionic contrast media）和非离子型造影剂（nonionic contrast media）；依据其所含碘原子数与其在溶液中的离子或粒子数之比值，离子与非离子造影剂又可分为单体和二聚体两类造影剂。如从造影剂之浓度分类，造影剂可分为高渗（血液渗透压的 5 ~ 8 倍）、低渗（血液渗透压的 1 ~ 2 倍）和等渗造影剂。目前，我国常用的造影剂主要为：

1. 离子型造影剂

离子型造影剂包括各种浓度的泛影葡胺（I）（iatrizoate meglumine）和复方泛影葡胺（compound diatrizoate meglumine），二聚体造影剂 Ioxaglate 或 Hexabrix 320（碘克酸葡胺钠或称低渗显影葡胺钠 320）。

2. 非离子型造影剂

非离子型造影剂如 iohexol（碘海醇），又称 Omnipaque（欧乃派克）；iopromide（碘普罗胺），又称 ultravist（优维显）；iopamidol（碘帕醇），又称 uopamiron（碘必乐）；uobitridol（碘比醇），又称 xenetix（三代显）。各种造影剂的理化特性见表 1-2。

表 1-2　国内常用造影剂的理化特性

品名	含碘量（mg/mL）	黏稠度 25℃	（mpa．s）37℃	渗透压（mmol）
60% 泛影葡胺	282	5.0 ~ 6.1	3.8 ~ 4.2	1 346 ~ 1 500
（I，iatrizoate meglumine）				
60% 复方泛影葡胺	288 ~ 292	5.9	4.0	1 511
（compound diatrizoate meglumine）				
76% 复方泛影葡胺	370	13.8	8.4	1 689
碘海醇（欧乃派克）	300	11.6	6.1	640
（iohexol or omnipaque）	350	23.3	10.6	780
碘普罗胺（优维显）	300	8.7	4.6	610
（iopromide or ultravist）	370	20.1	9.5	770
碘异肽醇（碘必乐）	300	8.8	5.6	620
（iopamidol or iopamiron）				
三代显	300	9.8	6.0	695
（iobitridol of xenetix）				

造影剂的应用中，在无造影剂过敏反应的前提下，应考虑到造影剂的渗透压、离子电荷和化学毒

性对人体的影响以及造影剂的费用等因素，主张应尽可能地减少用量、降低造影剂的浓度。在 DSA 设备上进行造影检查，宜选用低渗和等渗浓度的造影剂；脑室、蛛网膜下腔和椎管造影应选用 isovist、omnipaque 等非离子造影剂，其他体内非血管腔道可选用普通的离子型造影剂即可。

使用离子型碘造影剂血管造影的各种副作用（包括过敏、肾毒性、发热、疼痛等）的发生率达 12.66%，使用非离子型造影剂副作用发生率仍达 3.13%。为了克服含碘造影剂的缺点，近几年来，国内外一些学者借助 DSA 设备将一些非含碘造影剂作为含碘造影剂的替代剂用于 X 线血管造影检查，取得了良好的效果。目前，临床使用比较满意的造影剂有二氧化碳（CO_2）和含钆造影剂。

（二）二氧化碳（CO_2）

医用纯 CO_2（99.99%）是一种安全的阴性血管造影剂。当适量 CO_2 被快速注入血管后，它并不立即溶解于血液，而是与血液形成界面，充盈靶血管，这种血管内外的密度差可在 DSA 比较好地显示出来。CO_2 没有肝、肾副作用，也不会致机体的过敏反应，它能完全溶解于血液，且可经肺一次性排出体外。血管内注入常规造影剂量的 CO_2 极少有形成气栓的危险，即使是大剂量的注射也不会引起动脉血气参数和血流动力学显著的变化。二氧化碳数字减影血管造影（CO_2-DSA）适用于碘剂过敏、甲亢、肾功能不全、多发性骨瘤、心力衰竭和严重高血压患者。不能用于脑血管造影。目前主要用于腹部以下动脉，以及四肢静脉、下腔静脉和门静脉等血管造影。

第二章

介入治疗的基础技术

第一节　Seldinger 血管穿刺技术

Seldinger 穿刺术是腔内血管最为常用的介入技术。该技术是瑞典斯德哥尔摩放射学家 Seldinger 教授于 1953 年率先著文介绍的经皮穿刺血管插管的方法。因其不需要解剖、切开和修补血管，简便易行、安全、损伤小，而成为介入医学的重要组成部分。Seldinger 术最初仅用于血管造影，但随着介入放射学技术的发展，已被广泛应用于各种腔、道的置管引流术。

一、基本器械

1. 基本物品

（1）Seldinger 穿刺术手术包：各种大小的手术单、治疗巾，弯盘，小药杯，持物钳，不锈钢盆，不锈钢碗，刀片，纱布若干。

（2）药品准备：利多卡因或普鲁卡因，肝素，生理盐水。

（3）器材准备：薄壁穿刺针、J 型导引钢丝、扩张管、鞘管、注射器、注射针头。

2. 基本器材

（1）穿刺针：穿刺针是经皮穿刺血管的基本器具，是由硬不锈钢丝制成的针尖斜面上有两个锐利切缘的套管针。为便于持针和缓慢回撤针头，有的穿刺针尾部还有一个金属或塑料的手柄。根据其构成部件分为单构件、双构件或三构件穿刺针（图 2-1）。单构件穿刺针因其操作易掌握、穿透血管后壁率低，而被临床上广泛应用。

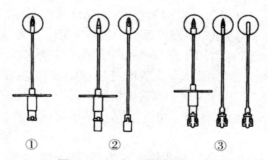

图 2-1　经皮血管穿刺针

①单构件针；②双构件针：带斜面的内芯针和外套管；③带斜面的内芯针、外套管和圆填充器

国内穿刺针的大小用"号"表示，号数代表穿刺针的外径。号越大，管径越粗。国外是以"G（gauge）"表示穿刺针的管径，"G"越大，管径越细。通常"G"与"号"的换算关系：14 G 相当于 20 号，16 G 相当于 16 号。穿刺针型号的选择是根据患者的体型及穿刺血管的粗细而定的，一般大多数成年人穿刺选择 16 ~ 19 G 穿刺针，儿童穿刺选择 18 ~ 19 G 穿刺针。

（2）血管鞘：血管鞘是从皮肤到血管建立的一条通道，通过鞘管可以送入或更换各种导管，是经皮介入治疗中的必要器械。血管鞘由鞘管和扩张管两部分组成（图 2-2），鞘管是导管进入体内的通道，鞘管上的侧臂可以用来冲洗、采血和测量压力；另一部分为逐渐变细的扩张管。血管鞘号数是表示鞘管内径大小，临床常用的鞘管为 5 ～ 9 F，可以容许相同大小或略小的导管通过。鞘管的长度一般为 10 ～ 11 cm，但是对于有髂动脉扭曲者可选用 25 cm 或更长的鞘管。

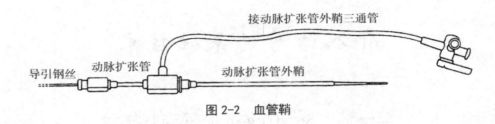

图 2-2　血管鞘

（3）导引钢丝：简称导丝，对导管插入血管起到引导和支持作用，在选择性和超选择性插管时能帮助导管定位。一般为特殊不锈钢材质，由芯轴和外套组成（图 2-3）。外套为细不锈钢丝绕成的弹簧状套管，套于芯轴外面。根据内芯钢丝是否固定分为：固定内芯钢丝（内芯钢丝逐渐变细，固定终止于距管尖 3 cm 处）和活动内芯钢丝。活动内芯钢丝可以通过操作者调整硬质内芯位置而改变头端柔软段的长度。导引钢丝还内衬安全钢丝，焊接在导引钢丝两端，可以防止操作中导引钢丝断裂分离，并可以保证弹簧缠绕外套呈线状。

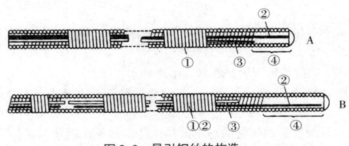

图 2-3　导引钢丝的构造

①弹簧状外套；②安全钢丝；③内芯钢丝；④头端柔软段；A. 固定内芯钢丝；B. 活动内芯钢丝

导引钢丝的长度为 50 ～ 300 cm，外径为 0.15 ～ 1.6 mm，前端约 3 cm 的部分为柔软段。为使导丝表面光滑，减少血液黏附，导丝表面常涂有聚四氟乙烯，也有用肝素和亲水化合物处理的。根据导丝柔软段的形状分为直型（标准型）、弯型（J 型或半弧型）和可变型（活动内芯型）三种。弯型导丝对血管内膜损伤小，宜首选。45 cm 长的导丝常用作穿刺动脉时引入动脉鞘。冠状动脉介入手术常用 145 cm 长的弯型导丝来传送或交换心导管。在高龄或周围血管迂曲 / 有病变的患者在穿刺成功后应立即放入长导丝，交换导管时保留导丝在血管内，以减少对周围血管的损伤。

（4）导管：导管种类繁多，形态各异，用途不同。操作中根据介入治疗方法和病变部位选择所需导管。

（5）其他：①扩张器，多由质地较硬的聚四氟乙烯制成，前段光滑细小呈锥形，可用于扩张皮肤切口、皮下组织（筋膜）和血管穿刺孔，以便于导管进入，减少导管端损害及对血管壁的损伤。使用方法：导丝经穿刺针进入血管后，拔出穿刺针，沿导丝送入扩张器，反复进出血管数次，使穿刺形成的创道略微扩大，再拔出扩张器送导管。②保护性袖套接头，多用于肺动脉导管和起搏导管的操作，尤其是在插管后 42 h。如在插管时套上无菌性袖套接头并连接在鞘管尾端，可以保持导管约 20 cm 的无菌区，前送导管不致引起污染（图 2-4）。

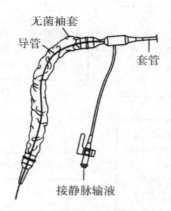

图 2-4 保护性袖套接头

二、基本操作

　　Seldinger 穿刺术的基本操作方法是以带针芯的穿刺针经皮肤、皮下组织穿刺血管，见图 2-5 ①；退出针芯，缓慢向后退针，退至有血液从穿刺针尾端喷出（静脉血缓慢溢出）时，立即插入导丝，见图 2-5 ②；退出穿刺针，见图 2-5 ③；沿导丝插入导管鞘，见图 2-5 ④；将导管插至靶血管，见图 2-5 ⑤；进行造影或介入治疗。

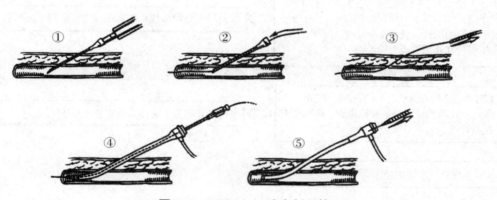

图 2-5 Seldinger 法穿刺血管

三、手术步骤及护理配合流程

Seldinger 血管穿刺术流程见图 2-6。

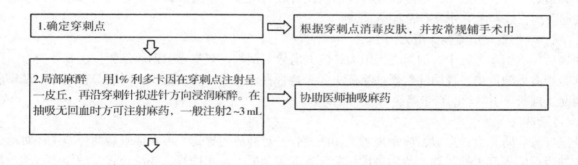

| 1.确定穿刺点 | ⇒ | 根据穿刺点消毒皮肤，并按常规铺手术巾 |

| 2.局部麻醉　用1%利多卡因在穿刺点注射呈一皮丘，再沿穿刺针拟进针方向浸润麻醉。在抽吸无回血时方可注射麻药，一般注射2~3 mL | ⇒ | 协助医师抽吸麻药 |

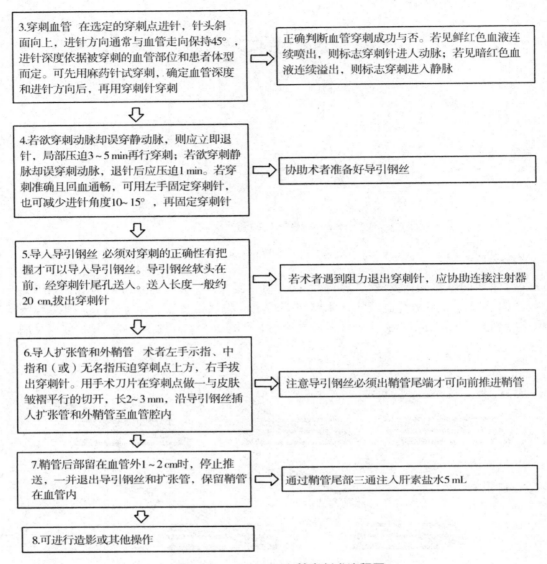

图 2-6 Seldinger 血管穿刺术流程图

四、注意事项

1. 穿刺

穿刺最好"一针见血"，即准确地将针插入血管腔内，避免穿透血管壁，导致插入导引钢丝造成的血管夹层分离，或者血液外渗形成血肿。

2. 插送导引钢丝应流畅无阻力

在插送导引钢丝过程中，如果遇到阻力，应退出导引钢丝，观察导引钢丝是否损伤或者变形、穿刺针尾部是否有血液流出，或用注射器抽吸证实针头是否在血管内，或注射少许对比剂在透视下观察血管显影情况，判断导引钢丝的行走路线。

3. 导管冲洗

冲洗导管以防止血栓形成，应常规手工冲洗导管。对静脉内导管，可在抽吸后即行冲洗；对动脉内导管，抽吸后应先弃去抽吸物，然后再次用新配置的无菌肝素盐水冲管。冲洗导管时动作应轻柔，冲洗时不应有阻力。

4. 拔管

拔管时，压迫点应准确定位在穿刺针进入血管的皮表上方，一般动脉压迫 10 min，静脉压迫 5 min。

压迫点过低，易导致血肿形成；压迫点过高，则需要更长压迫时间才能止血。此外，在压迫止血过程中，有的患者会因压迫过重、时间过长、反应敏感等因素，出现血管迷走神经反射的表现，如血压下降、心动过缓、出冷汗、恶心或呕吐等。应密切观察患者表现，并做好积极的抢救护理配合。一旦出现上述症状，应减轻压迫力度，静脉注射 0.5 ~ 1 mg 阿托品，必要时使用血管活性药物提升血压。

5. 休息

根据插入动脉鞘管的大小判定患者拔管后绝对卧床休息时间。一般情况下，6 F 鞘管制动时间为 6 h，8 F 鞘管制动时间 8 h。此后，患者可在床上略微活动肢体，24 h 后下床活动。过早活动会引发再出血，形成血肿、假性动脉瘤等。

第二节　血管切开插管技术

尽管经皮穿刺技术提供了便捷迅速地介入血管插管方法，但是，在低血容量所致的静脉塌陷和小儿静脉较细的情况下，血管切开插管仍是必不可少的。

一、基本器械

血管切开操作的基本器材和物品：手术单、治疗巾，无菌肝素盐水弯盘，小药杯，纱布若干块，手术刀片，虹膜剪、蚊式弯钳、直血管钳，利多卡因，注射器、针头若干。

二、基本操作

血管切开插管术的基本操作方法：做皮肤横切口，纵行分离皮下组织，见图 2-7 ①；用血管钳挑起显露的血管，见图 2-7 ②；在其近远端分别带线，用尖刀片在动脉壁，见图 2-7 ③；静脉壁，见图 2-7 ④；上切一小口，用扩张器帮助扩张血管切口，见图 2-6 ⑤；送入动脉或静脉导管，见图 2-7 ⑥。

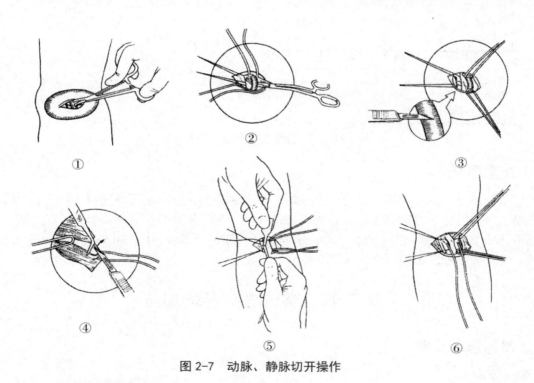

①　　　　②　　　　③

④　　　　⑤　　　　⑥

图 2-7　动脉、静脉切开操作

三、手术步骤及护理配合流程

血管切开插管术流程图见图 2-8。

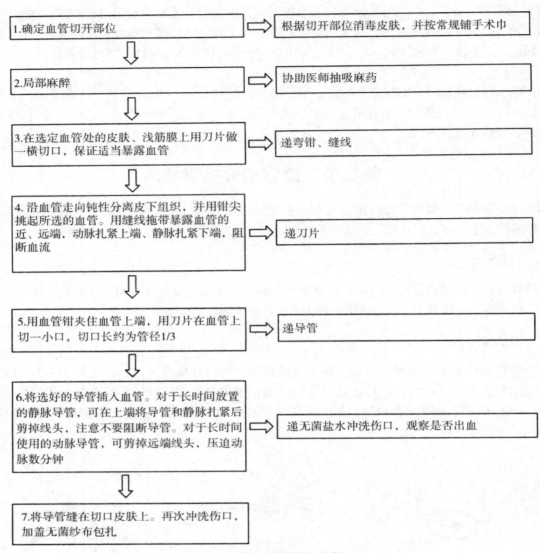

图 2-8　血管切开插管术流程

四、注意事项

无论是动脉还是静脉痉挛都会影响导管插入，回撤导管 20 ~ 30 cm 后做短暂来回推送可缓解血管痉挛；或者通过导管注入少量利多卡因；还可以撤出导管，在导管表面浸润利多卡因后再次插入；还可以皮下或血管内直接注射硝酸甘油 300 ~ 400 mg 或血管内注射罂粟碱 30 ~ 40 mg，时间 1 ~ 2 min。如果仍旧无效，可拔出导管，换较细导管重新插入。

第三节　常见静脉穿刺部位

一、颈内静脉穿刺

1. 颈内静脉解剖

颈内静脉起源于颅底，下行与颈动脉、迷走神经一起进入颈鞘。颈内静脉的上部分位于颈动脉的后外侧，不利于定位和穿刺，其下部分位于锁骨与胸锁乳突肌锁骨端形成的三角内，在颈动脉外侧稍前方。该三角区是颈内静脉的最佳穿刺部位（图 2-9），而且多选择右颈内静脉穿刺。

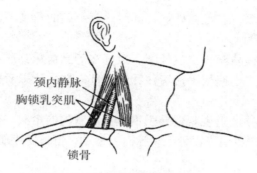

图 2-9 颈内静脉的穿刺部位

2. 穿刺方法

消毒上半侧胸部至颈部区域，按常规铺手术巾及腹单。嘱患者取仰卧位，头转向操作者的对侧，并在患者肩下垫以圆垫或者取伸颈头低位，充分显露胸锁乳突肌。先找出锁骨与胸锁乳突肌锁骨端、胸骨头围成的颈部三角区，穿刺点就在该三角区的顶部或略偏下方处。将接有注射器的穿刺针针尖斜面向上，与颈部皮肤呈 30°，沿右侧乳头方向向下、向后，向右颈动脉的外侧进针，深度因胸壁厚薄而异，一般 2 ~ 5 cm，边进针边回抽，溢出静脉血并畅通无阻时，即可固定针头，移去注射器，并导入导引钢丝。

3. 注意事项

（1）穿刺时，勿将穿刺针指向正中线或与矢状面交叉成交，否则容易进入颈动脉。穿刺不能太偏外侧容易误穿肺部，造成气胸。患者做屏气动作可扩张静脉，有利于穿刺成功。

（2）右侧肺尖较低，颈内静脉管径粗大，不会遇到大的胸导管，且上腔静脉与进针点不宜太低、太靠外侧，同时注意穿刺的角度不能太大、太深，否则可能会穿刺肺部，造成气胸或误入锁骨下动脉。肺气肿或机械通气者易发生气胸。

（3）误穿颈内动脉的处理。如果仅是穿刺针误入动脉，拔出穿刺针，局部压迫止血 10 min 后，可继续穿刺。因颈内动脉后方有颈椎，可有效压迫止血，故可小心拔出动脉鞘，但应准确压迫止血，避免血肿。必要时请血管外科医师修补。

二、锁骨下静脉穿刺

1. 锁骨下静脉解剖

锁骨下静脉起始于第 1 肋外侧缘，终止于前斜角肌内侧缘，在胸锁关节后与颈内静脉会合成无名静脉。锁骨下静脉与锁骨下动脉由厚 1 ~ 1.5 cm 的前斜角肌分开。锁骨下静脉越过第 1 肋骨后走行于锁骨下动脉的前下方。肺尖位于颈内静脉和锁骨下静脉交会处后方约 5 cm。

2. 穿刺方法

消毒上半侧胸部至颈部区域，常规铺手术巾及腹单。嘱患者取仰卧位，头转向操作者的对侧，可在患者后背两肩胛之间垫一圆垫，充分显露胸锁乳突肌，以利于穿刺。穿刺方法有两种，经锁骨上静脉穿刺和经锁骨下静脉穿刺，其中经锁骨下静脉穿刺较常用。

（1）锁骨上穿刺法：找到胸锁乳突肌锁骨端外侧缘与锁骨上缘的夹角处，对该角做角平分线，选平分线上距角尖 0.5 cm 左右处作为穿刺点。将穿刺针套在肝素盐水注射器上，针尖指向胸锁关节，进针呈 30° ~ 40°，保持注射器负压状态下缓慢进针，一般进针 2.5 ~ 4 cm 可达锁骨下静脉。

（2）锁骨下穿刺法：取锁骨中点内侧 1 ~ 2 cm 或锁骨中 1/3 与内 1/3 交点处的锁骨下缘 1 ~ 2 cm 处作为穿刺点。非穿刺手的拇指按在锁骨远端，示指按在锁骨上窝 2 cm 处。将穿刺针套在肝素盐水注射器上，针尖指向非穿刺手的示指处，与身体纵轴约呈 45℃，与胸壁平面呈 15° ~ 30°，保持注射器负压状态下缓慢进针，一般进针 3 ~ 5 cm 可达锁骨下静脉。

3. 注意事项

（1）穿刺时，进针点不宜太低、太靠外侧，同时注意穿刺的角度不能太大、太深，否则可导致误穿肺部，造成气胸或误入锁骨下动脉。

（2）插入导引钢丝时，应注意防止空气栓塞，最好在静脉血从穿刺针尾部溢出时将导引钢丝插入。或在穿刺成功拿去注射器后，先迅速用手指堵住针的尾部，然后让患者稍稍屏气或低声哼唱，使静脉压增高，血液从针尾部溢出后插入导引钢丝。

（3）在血管鞘插入前，必须经透视观察导引钢丝在血管内的走向。在确定导引钢丝已在下腔静脉或右心房后，再将血管鞘插入。避免误穿锁骨下动脉而未察觉，盲目使用血管扩张器，造成止血困难。

三、股静脉穿刺

1. 股静脉解剖

股静脉位于腹股沟三角区内，在股动脉的内侧与之平行走行。腹股沟区结构。

2. 穿刺方法

消毒双侧腹股沟及外阴区域，按常规铺手术巾及腹单。用术者 3 个手指在腹股沟三角区内触诊，确定股动脉及其走向。穿刺点选在腹股沟韧带下方 2 ~ 4 cm 股动脉搏动内侧 0.5 ~ 1 cm 处。将穿刺针套在肝素盐水注射器上，术者一手触诊股动脉的搏动，另一手以与股动脉走向平行方向，以与皮肤呈 30° ~ 60° 对股静脉进行穿刺，并保持注射器负压状态下将穿刺针向前推送。

3. 注意事项

（1）穿刺点不宜过低或者过于靠近内侧，以免穿入大隐静脉，造成插管困难。

（2）穿刺不宜距动脉过近，以免损伤股动脉或误入股动脉。

第四节　常见动脉穿刺部位

一、股动脉穿刺

1. 股动脉解剖

股动脉起源于髂外动脉，位于腹股沟三角区内，它的外侧为股神经，内侧为股静脉。自耻骨联合到髂前上脊连线的中点向腹股沟韧带作一垂线，股动脉正好与该垂线重叠。腹股沟区结构。

2. 穿刺方法

消毒双侧腹股沟及外阴区域，按常规铺手术巾及腹单。用术者的 3 个手指在腹股沟三角区内触诊，确定股动脉及其走向。沿股动脉走行方向，选腹股沟韧带下方 1.5 ~ 2 cm 处作为穿刺点。

3. 注意事项

穿刺点不宜过低或过高。过高易进入髂外动脉，会增加止血困难，发生腹膜后血肿；过低易进入浅表股动脉，造成导丝或导管不易或不能顺利进入主动脉，引起细小动脉阻塞，增加发生假性动脉瘤发生的风险。

二、桡动脉穿刺

1. 桡动脉解剖

桡动脉是肱动脉的延续，起源于肘窝，沿前臂桡骨侧向下走行至腕部，其搏动在腕部桡骨侧前缘和曲腕腱侧之间很容易触摸到。桡动脉四周没有重要的神经和血管。手掌为双重供血，桡动脉和尺动脉通过掌部的掌浅弓和掌深弓相互吻合，形成侧支循环。但是，约 10% 的患者这种侧支循环不完全，一旦发生桡动脉的闭塞，有可能导致手部缺血，该患者不适合经桡动脉行心导管造影。

2. Allen 试验

桡动脉穿刺术前应进行 Allen 试验，或采用超声多普勒、指脉仪等方法评价手掌尺、桡动脉间侧支循环情况。Allen 试验，手掌变红时间 < 15 s 者，方可进行桡动脉穿刺术。

Allen 试验方法：①将患者手臂抬高至心脏水平以上。②抬高的手臂握拳，用手指同时压迫该手腕处的桡动脉和尺动脉约 5 min。③在持续加压下放低手臂并令患者放开握拳，此时手掌应变苍白。④放松尺动脉的压迫，观察并记录手掌、拇指和其余 4 指变红的时间。若整个手掌 < 10 s 不变红，且再放松桡动脉压迫，不见手掌进一步变红，为 Allen 试验阳性，不能进行桡动脉穿刺。若手掌由苍白变红时间 < 10 s，为 Allen 试验阴性，可行桡动脉穿刺；变红时间在 10 ~ 15 s，为 Allen 试验可疑阴性，还需要进一步判断尺、桡动脉间侧支循环情况。

3. 穿刺方法

常规消毒手掌至肘关节的手臂，按常规铺手术巾及腹单。如果两侧桡动脉均可选用时，一般多选择右侧桡动脉穿刺。选择桡骨茎突近端桡动脉搏动最明显处为穿刺点。

4. 注意事项

（1）穿刺前应再次对桡动脉穿刺的可行性进行评价。如果脉搏细弱，且收缩压 < 90 mmHg 应在补液或使用血管活性药后再次评价，严格掌握指征。老年女性，体格弱小，脉搏细弱，建议改用股动脉穿刺路径。

（2）因桡动脉的远端更易痉挛，经桡动脉介入治疗时最好选用 23 cm 长的鞘管，可减少因桡动脉痉挛导致的插管困难。

（3）桡动脉止血装置很多，如 Radstat、Stepby-P、Adapty、Hemoband、Radistop 等，止血方便、可靠，止血同时不影响静脉回流，患者更舒适，但是价格较昂贵。传统的包扎方法仍在临床应用。包扎时注意只压迫动脉，避免压迫静脉造成回流障碍，引起患者手部的肿胀和疼痛。通常是将两块纱布折叠成面积约 2 cm²，厚 1 ~ 2 cm 的纱布垫，置于穿刺点上，用绷带或宽胶带用力将其缠绕数周，然后再用绷带条包扎数圈。术后 1 h 松解外层绷带条，术后 1 d 松解内层绷带，可以减少出血或血肿的发生。

三、腋动脉穿刺

1. 腋动脉解剖

腋动脉位于腋窝内，与壁丛神经和腋静脉形成神经血管束，位于腋鞘内。腋动脉被胸小肌分割成 3 部分，第 1 部分从第 1 肋外缘到胸小肌上缘；第 2 部分紧贴胸小肌后面走行至距喙突 1 指处；第 3 部分最长，在腋后肌起始处穿过，延续到胸大肌下缘。

2. 穿刺方法

患者仰卧，手臂充分外展放置在臂托上或枕于头部下。常规消毒手掌至肘关节的手臂。按常规铺手术巾及腹单。定位腋动脉搏动，选胸大肌或三角肌胸大肌肌间沟近端 3 ~ 4 cm 处为穿刺点。

3. 注意事项

（1）腋动脉四周有臂丛神经，局麻时应避免对神经造成损伤。

（2）通常选择左侧腋动脉穿刺，一方面减少进入右颈动脉危险，减少脑栓塞的发生；另一方面对于大部分右利手患者，可以减少运动限制。

第三章

冠状动脉内支架置入术

第一节　冠状动脉内支架置入的指征

　　1969 年，Dotter 首先报道了在人体外周动脉置入支架治疗动脉狭窄性病变的经验。他发现经过球囊扩张后，在外周动脉病变部位置入支架能有效预防或减轻术后近、远期再狭窄的发生。但是，在 1977 年 Gruanzig 发明经皮球囊冠状动脉腔内成形术（PTCA）后，外周血管支架技术未能马上被移植采用。其原因是：①最初的 PTCA 都限制在单支病变的 A 型病变上，PTCA 效果较好；②有限的病例数目对处理急性闭塞和再狭窄的要求尚不迫切；③临床上没有现成的冠状动脉支架可供使用。

　　随着 PTCA 适应证的不断扩大和治疗病例的积累，PTCA 的急性闭塞率和远期再狭窄率逐渐增加，且越来越成为制约冠心病介入治疗发展的重要因素。1986 年，在法国工作的瑞士籍学者 Ulrich Sigwart 首次将冠状动脉支架应用于人体，他的研究成果被发表在 1987 年《新英格兰医学杂志》上，冠状动脉支架时代从此开始。1994 年，Palmaz-Schatz 裸金属支架率先通过美国 FDA 认证并应用于临床，从此，冠状动脉支架术得以在临床上广泛推广。然而，裸金属支架术后令人难以接受的较高的再狭窄率也逐渐成为制约冠状动脉内支架置入技术发展的最大障碍，直到 2001 年 9 月，欧洲心脏病学会议上公布了第一个药物洗脱支架的临床试验结果（RAVEL 试验），从此冠状动脉支架进入了药物支架时代，药物洗脱支架以其卓越的抗再狭窄效果荣登当年 AHA 十大研究进展的榜首，从而也改变了冠心病血运重建治疗的格局，扩大了支架治疗冠心病的适应证。

　　根据支架在冠状动脉病变处的释放方式，可将支架主要分为两大类，即自扩张支架和球囊扩张支架。前者多呈螺旋状，预先被压缩在导管腔内，当定好位后、固定支架，回撤导管，于是支架从导管的束缚中逐渐松脱恢复原有形状，从而达到支撑病变组织的目的。由于支撑力有限、操作复杂、脱载率高、支架定位不准确等缺点，目前，冠状动脉支架中，这种自扩张支架已经被球囊扩张支架所取代。

　　下面将重点介绍不同支架时代的冠状动脉内支架置入指征。

一、裸金属支架时代的支架置入指征

　　球囊扩张支架的操作原理是：金属支架被预先压缩在折叠好的球囊导管上，通过导丝和指引导管将预装好的球囊支架送到病变部位，在透视下准确定位支架，然后通过压力泵充盈球囊，使支架充分扩张并支撑在血管病变的部位。这种支架具有操作简单、通过性好、脱载率低、定位准确和支撑力强等优点（图3-1）。

　　裸金属支架时代，在国外多数医疗机构的心脏介入治疗中心，采用支架置入手段治疗冠心病的比例在 80% 左右，而国内由于受各个医疗机构介入医生的经验、技术以及设备状况差异较大的限制，一些到没有实施介入手术条件或条件欠缺的医疗机构就诊的冠心病患者，常常被转往大的心脏介入中心接受支架置入治疗，因此在大的心脏介入中心，支架的使用率高达 95% 以上。由于支架置入可有效解决 PTCA 夹层引起的急性冠状动脉闭塞、冠状动脉弹性回缩和提高冠状动脉长期开通率的作用，加之心脏介入医生技术和经验不断积累完善、有效抗血小板药物的不断发展和广泛应用、支架设计和制作工艺的不断改

进以及患者对支架治疗冠心病的观念的改变，支架的使用越来越广泛，冠状动脉内支架置入的指征也在不断扩大。然而，冠状动脉支架置入也有其局限性和并发症。作为术者，要时刻从患者能否获益或获益是否最大角度出发，让支架置入真正成为救治患者并改善患者生活质量的一种治疗手段。通过回顾以往的临床研究结果并结合作者的经验，建议在以下情况选择支架置入：

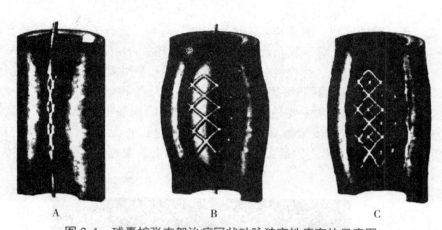

图 3-1　球囊扩张支架治疗冠状动脉狭窄性病变的示意图

A. 在病变部位定为支架；B. 通过压力泵充盈球囊，使支架充分扩张并支撑在血管病变部位；C. 退出球囊后，支架依靠自身的轴向支撑力继续对血管病变部位起支撑作用

（一）处理 PTCA 后急性血管闭塞或夹层

被扩张段冠状动脉夹层和继发性血栓是 PTCA 后急性冠状动脉闭塞的主要原因。在冠状动脉内支架问世以前，对这类严重并发症的处理方法是采用灌注球囊长时间低压贴靠或进行紧急冠状动脉搭桥手术。由于病变部位血管内膜撕裂是 PTCA 发生作用的主要机制，因此，如何处理好扩张不够导致弹性回缩和扩张过度导致严重夹层就成为 PTCA 操作者必须很好把握的重要问题之一。

1987 年，Sigwart 等首先报道了使用 Wallstent 自扩张支架的经验。随后，数种球囊扩张支架陆续应用于临床，均取得了满意结果。在 PTCA 的血管病变部位置入支架，由于支架的支撑作用，使得血管弹性回缩情况大大降低；其次，支架使得发生夹层部位的血管内膜与中膜贴靠更好，从而减少和防止了内膜下血栓形成的发生，降低了 PTCA 后急性冠状动脉闭塞率。

在 PTCA 中出现下列情况时，提示单纯球囊扩张效果不好、发生急性冠状动脉闭塞的可能性较大或者远期再狭窄率高，应置入支架加以预防：①血管壁弹性回缩造成 PTCA 后管腔直径残余狭窄 > 30%；②严重血管夹层；③血管病变处存在血栓影或管腔内膜不光滑，前向血流缓慢；④多次球囊扩张后患者仍然存在持续性心绞痛或心电图提示有心肌缺血；⑤无保护左主干 PTCA 后；⑥主要冠状动脉开口病变PTCA 后。

在置入支架前，应首先明确如下问题：①造成急性冠状动脉闭塞的主要原因是血管夹层还是血栓形成。如果是前者，应尽快置入支架；如果是后者，置入支架后有可能诱发新的血栓形成，使病情恶化。应该在支架置入的同时或先后进行溶栓、抽吸血栓和有效的抗血小板治疗。②发生急性闭塞的冠状动脉病变处是否存在严重的冠状动脉痉挛。严重的冠状动脉痉挛一方面造成支架通过病变困难，另一方面影响对支架参数的正确选择。因此，当判断此情况存在时，应向冠状动脉内注射硝酸甘油 100 ~ 200μg，缓解冠状动脉痉挛，恢复冠状动脉的实际管腔。

（二）预防近、远期再狭窄的发生

靶病变再狭窄是制约 PTCA 技术广泛应用和发展的主要原因。冠状动脉内支架问世以前，临床上曾探索过很多预防、抑制和减轻再狭窄的措施，包括药物治疗、冠状动脉内放射治疗和激光治疗等，但效果并不理想。

理论上，对在体血管壁的任何损伤都会引起内膜增生性修复反应，如果这种非特异性组织增生反应过度，就会造成再狭窄。对机体组织而言，冠状动脉内支架一方面是一种异物，另一方面在支架置入过程中会造成不同程度的血管内膜损伤。因此，在置入支架后即开始出现血管壁对异物刺激的增生反应和血管对损伤产生的修复反应，表现为血管内膜的增生、中层平滑肌细胞的增殖和迁移，而且这种血管内膜和中层平滑肌细胞的增殖反应程度与血管壁损伤的严重程度有关，在哺乳动物，则损伤程度越重，修复反应越强烈。

随着大量随机临床试验的完成，越来越多的证据表明，对经过选择的冠状动脉病变，支架置入可使PTCA术后的再狭窄率显著下降，对于复杂病变和再狭窄风险高的病变，PTCA后置入支架是非常必要的。这些病变包括大血管开口病变、弥漫性长病变、成角病变、钙化病变、完全闭塞病变、严重偏心病变、分叉病变、溃疡病变、PTCA后再狭窄病变以及旋切/旋磨后的病变。

冠状动脉内支架的抗再狭窄作用主要是通过增加有效管腔面积来实现的，除了少数特制的支架如放射支架、涂层支架外，大多数普通支架本身对血管的再狭窄过程并无抑制作用。研究结果表明，PTCA后，血管壁的弹性回缩可使PTCA获得的最大管腔损失50%以上，置入支架可将这种损失减少到小于8%（图3-2）。

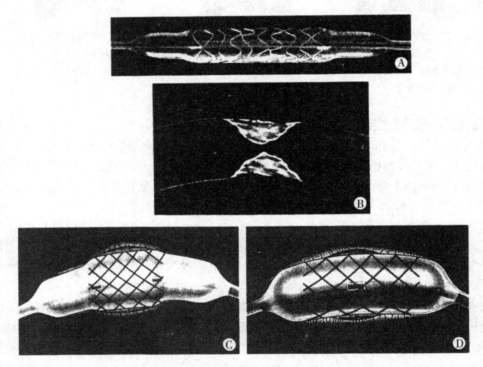

图3-2　对冠状动脉内病变置入支架后，能增加球囊扩张后的最小内径，有
　　　　效防止病变血管壁的弹性回缩，预防再狭窄；图示CVD公司根据病变特点设
　　　　计的"聚焦"支架（focus stent）

A. 扩张支架的球囊两端逐渐变细，称为无损伤两端，可防止在扩张支架时球囊两端过度扩张造成支架近端或远端血管壁损伤或夹层；B. 典型的冠状动脉内局限性狭窄病变模式图；C. 聚焦支架扩张时，球囊张力主要集中于支架和支架下病变血管壁，防止对病变近远端血管壁（支架两端）的过度撕裂；D. 采用常规球囊扩张支架时，有可能对支架两端对正常的血管壁造成过度撕裂或夹层，诱发支架内血栓或早期支架内再狭窄

（三）处理冠状动脉桥血管的狭窄病变

冠状动脉动脉搭桥术后，因桥血管或桥血管吻合口部位发生狭窄或闭塞而再次发生心绞痛的治疗较为困难。早期曾经采用再次搭桥术进行处理，但手术难度较大，并发症和病死率较高，患者难以接受。裸金属支架时代，对这类病变的处理，只要技术上可行，应首选PTCA后支架置入术。

冠状动脉动脉搭桥术后早期（＜30 d）发生心肌缺血，通常是桥血管血栓形成所致，可发生在大隐静脉桥和动脉桥，应在积极抗血小板的前提下尽早实施介入治疗；如缺血发生在术后 1 ～ 12 个月，其病因通常是吻合口附近的桥血管发生狭窄，这段吻合口狭窄（无论是动脉桥还是静脉桥）对球囊扩张反应较好，只要技术上可行，应首选 PTCA 后支架置入术，对大隐静脉桥血管实施介入治疗时，可因为斑块脱落等原因造成桥血管血流减慢，常可导致血栓形成、远端血管栓塞和急性心肌梗死发生，远端保护装置能降低远端血管栓塞的并发症，建议在介入治疗时应用远端血栓保护装置；冠状动脉动脉搭桥术后 1 年以上发生的缺血，通常提示桥血管和 / 或自体冠状动脉发生了新的狭窄病变，对于自体冠状动脉的病变，只要技术上可行，应首选 PTCA 后支架置入术，对于桥血管病变的介入治疗要充分评价患者的获益后做出决定。

（四）冠状动脉内支架置入的具体适应证

药物洗脱支架问世以前，多数冠心病介入治疗专家认为，在下列情况下实施冠状动脉内支架置入具有较好的危险 / 利益比。

（1）球囊成形术后明显弹性回缩或残余狭窄 ＞ 30% 的病变。

（2）急性血管闭塞或接近闭塞的病变（如严重夹层、血栓等）。

（3）大隐静脉桥血管的狭窄病变。

（4）左主干和主要冠状动脉开口部狭窄病变。

（5）直径较大的血管的局灶性狭窄病变。一般认为，对于直径 ＞ 3 mm 的血管置入支架能明显降低再狭窄率。

（6）直径较大的血管再狭窄病变，尤其是经单纯 PTCA、旋切 / 旋磨和支架治疗后的再狭窄病变。

（7）急性心肌梗死的罪犯血管病变。

（8）严重影响心脏功能的重要血管的狭窄病变，如左前降支和优势右冠近段的病变。

（9）术者认为需要置入支架处理的其他病变。

二、药物洗脱支架时代的支架置入指征

针对裸金属支架术后较高的再狭窄率问题，人们曾尝试改进支架表面性质、使用切割球囊血管成形术、定向冠状动脉内斑块切除术、血管内近距离放射和药物治疗等方法消除支架内再狭窄，都未取得满意结果。为了解决上述问题，由美国强生公司率先研制出的药物洗脱支架（即雷帕霉素洗脱支架 –Cypher™）在欧洲应用于临床，早期的临床试验（如 FIM、REVAL）显示置入该支架 6 个月时的支架内再狭窄率和靶病变血运重建率均为 0，心脏不良事件的发生率明显低于裸金属支架，药物洗脱支架以其卓越的安全性和效果被誉为介入心脏病学领域的又一个里程碑，开创了介入心脏病学的新纪元。于是，美国 FDA 于 2003 年 4 月批准了该支架在美国上市，同年晚些时候在全球很多国家陆续上市。2004 年 3 月 FDA 又批准另一种药物洗脱支架——紫杉醇洗脱支架（TAXUS™）上市。此后，国内一些企业研发的药物洗脱支架也陆续上市。不同厂家的支架，其制作工艺有所不同。到目前为止，市场上的药物洗脱支架已经有较多种类。为了便于了解这些药物支架的特点，我们认为地对其进行了分类。按照支架所携载的药物分为雷帕霉素及其衍生物洗脱支架（如美国生产的 Cypher™ 和 Endeavor™；国产的 Firebirdr™、Partner™ 和 EXCE™ 等）和紫杉醇洗脱支架（如美国生产的 TAXUST™ 系列支架）两种；按照支架使用的聚合物是否可降解分为聚合物不可降解药物洗脱支架（如 Cypher™、Endeavor™、Firebird™、Partner™ 以及 TAXUS™ 系列支架）和聚合物可降解药物洗脱支架（如 EXCEL™）。

在介绍药物洗脱支架之前，首先要明确药物支架的概念。到目前为止，药物支架大体上分为两大类：一类是在金属支架表面包被磷酸胆碱、肝素、地塞米松和碳化物的药物涂层支架；一类是通过高分子聚合物将具有抗增殖作用的药物携载到支架表面的药物洗脱支架。本章节将要介绍的是后者。目前，国内使用的药物洗脱支架主要有强生公司生产的 Cypher™ 和 CYPHER Select™ 支架、波士顿公司生产的 TAXUS™ 系列支架、美敦力公司生产的 Endeavor™ 支架和我国上海微创公司生产的 Firebird™ 支架、山东吉威医疗制品有限公司生产的 EX–CEL™ 支架和北京乐普医疗器械有限公司生产的 Partner™ 支架等。这

些药物洗脱支架的共同特点：它们都是由裸金属支架平台、高分子聚合物（药物载体）和抗平滑肌增殖药物三个部分组成的。所不同的是：①高分子聚合物不同。EXCEL™ 支架所使用的高分子聚合物在体内 3 ~ 6 个月以后可以降解成 H_2O 和 CO_2，而其余支架的高分子聚合物都不能降解，将和金属支架部分一起永久留在冠状动脉内。②所携载的抗平滑肌增殖作用的药物不同。TAXUS™ 支架携载的是具有抗肿瘤作用的紫杉醇，Endeavor™ 支架携载的是 ABT–578（一种雷帕霉素衍生物），其余支架携载的均为雷帕霉素。③涂层方法和工艺不同。EXCEL™ 支架采用的是专利技术的单面涂层工艺，即仅在支架接触血管壁的一侧涂聚合物和药物，而其他支架则是在支架的所有部位都涂有聚合物和药物。正是药物洗脱支架之间的这些不同特点，导致了它们不同的临床效果。

自 2003 年美国 FDA 批准药物洗脱支架（Cypher™）上市以来，全球实施的心脏介入手术量逐年增加。2004 年，美国有近 100 万例、我国大约 5 万例冠心病患者接受了冠状动脉支架置入治疗；到 2005 年，全球冠心病介入手术量超过 240 万例，我国有 8 万例。而事实上，我国需要置入支架治疗的冠心病患者远远大于这个数字，实际的年增长率在 30% ~ 40%，其中使用药物洗脱支架的比例为 70% ~ 90%，在许多大的心脏介入中心这个比例高达 95% 以上。

因为药物洗脱支架表面有聚合物和药物涂层，为防止因操作不当造成支架涂层的破坏，操作时要注意：避免用手直接抓握或擦拭支架、对钙化或狭窄较重的病变要充分预扩张后再送入支架；其余操作与裸金属支架相同。

药物洗脱支架在处理 PTCA 后靶血管急性闭塞或夹层等方面的作用与裸金属支架完全相同。所不同的是药物洗脱支架对预防靶血管近、远期再狭窄的作用明显优于裸金属支架。目前为止，关于药物洗脱支架的临床试验结果和专家共识都认为，对于再狭窄风险高的患者（如合并糖尿病的患者）和冠状动脉病变（如左主干病变、开口病变、前降支病变、小血管病变、弥漫性病变、偏心性狭窄病变、慢性闭塞病变和严重狭窄病变等），只要技术上可行，均可首选介入治疗并植入药物洗脱支架。但以下情况应列为药物洗脱支架的禁忌证：①对 316 L 不锈钢、支架所使用的高分子聚合物和药物过敏者；②存在抗凝和抗血小板禁忌证者；③预期寿命小于 6 个月者；④孕妇及哺乳期妇女；⑤严重钙化病变，预期支架不能被充分扩张者。

具体植入药物洗脱支架的指征如下：

（1）术前存在 PTCA 后再狭窄的高危因素的患者，如高龄、不稳定型心绞痛、糖尿病、高血压、高胆固醇血症、肾脏疾病、吸烟及多支冠状动脉病变的患者。

（2）合并或不合并左前降支近段严重病变、无创检查提示有大面积或中等面积存活心肌的不稳定心绞痛 / 非 ST 段抬高性心肌梗死患者的 1 支或 2 支冠状动脉病变者。

（3）病变的解剖特点适合支架置入治疗，且患者左心室功能较好的多支冠状动脉病变患者。

（4）药物治疗无效、不适合再次外科手术治疗的大隐静脉桥局限性狭窄或多处狭窄的患者。

（5）严重的左主干病变（直径狭窄 > 50%）患者，存在外科手术禁忌证或者存在血流动力学不稳定情况需要在冠状动脉造影时急诊介入治疗的患者。

（6）术者认为需要置入药物支架的其他病变。

三、临床常用支架及其特点

（一）裸金属支架及其特点

临床上应用的支架绝大多数都是球囊预装被动扩张支架，反映这种支架主要特点的参数有：①支架直径，主要包括两个直径，即预装在球囊上的外径和球囊扩张、支架伸展后的内径。前者主要影响支架的通过能力和到位率，常用 French 号数表示；后者主要用于与病变血管相匹配，常用毫米（mm）表示。②支架长度，一方面反映支架金属撑杆的节段数，另一方面反应与病变长度的匹配情况，常用毫米（mm）表示。值得注意的是，当支架扩张后，都存在不同程度的缩短，因此，在定位病变（尤其是开口部位）时要考虑到这一点。③支架的支撑力，为了直观反映支架扩张后的支撑力，临床上常根据支架的结构进行大致分类，即支撑力较强的管状支架、较弱的缠绕支架和介于二者之间的混合支架。④支架扩张压力，包括三种。命名压指将支架伸展到其标定直径所需要的压力，用大气压表示；爆破压：即引起支架球囊破裂的最小压力；伸展压：指支架伸展超过标定直径所需要的压力，介于命名压和爆破压之间。⑤可透视性，指支架两端的X线标志及支架本身在透视下的可见程度，可以帮助支架到位和准确定位。⑥顺应性，指支架通过弯曲血管或阻力病变时的可变形通过能力（图3-3）。⑦分支血管保护能力，即当支架盖过非开口病变分支血管时，对分支血流的影响程度；当盖过开口存在病变的分支血管时，通过支架网眼送入导丝、球囊和支架扩张分支病变的能力。

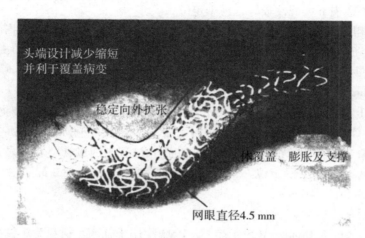

图3-3　举例说明冠状动脉内支架的常用参数，包括：①扩张后的外径（如3.0 mm）；②扩张后的长度（如20 mm）；③扩张后对血管壁的支撑力（管状支架）；④支架扩张压力（命名压：6个大气压；爆破压：16个大气压）；⑤可透视性（不带X线标记）；⑥顺应性：通过弯曲病变的能力；⑦分支保护能力（能通过支架网眼扩张分支血管）

世界各国制造冠状动脉内支架的厂家很多，他们所生产的支架在材料的选择、结构和外形的设计、制作工艺和性能方面都有所不同。由于受多种因素的影响，不同的医院、不同的导管室和不同的术者针对不同或相同的病变或病例所选用的支架也很不相同。这些情况虽然有利于支架制造的多样化和发展，但客观上也增加了临床医生对支架选择、使用和评价的难度。因此，目前很难从整体角度来评价各种支架之间的优缺点。对支架的比较结果大多数是基于支架的某一个或某几个特性而得出的。临床医生往往根据各自的知识、经验、条件和实际情况来选择支架。临床上曾应用较多的几种主要冠状动脉内裸金属支架有以下几种：

1. AVE支架

该支架的材料是316 L不锈钢。早期的支架由0.008 in的不锈钢丝编制而成，形状类似多个"Z"字连成的圈。单节长4 mm，将不同数量的单节用激光焊接起来分别制成直径为2.5 mm、3.0 mm、3.5 mm和4.0 mm；长度为8 mm、12 mm、24 mm、30 mm和40 mm几种规格的支架。X线下有一定可视性，易于准确定位。后期推出的支架仍然使用了不锈钢材料，但是采用较为先进的激光切割技术成形、之后采用特殊的清洗和抛光等一系列处理程序制成，在支架的节段长度和节段数方面都做了相应的调整，因此，依然保留了该支架良好顺应性的特点。另外，该支架的网眼直径还能满足通过支架网眼对分支血管进行扩张和置入支架。因为这些优点，该直径常常被首选用于冠状动脉弯曲多、弯曲幅度大的病变和分叉病变。

2. BeStent支架

BeStent支架是美敦力公司生产的一种管状支架。支架材料是316 L不锈钢，经激光雕刻而成。由于采用了多节结构，其顺应性好，可通过弯曲的冠状动脉到达病变。常用型号有：直径2.5 mm、3.0 mm、3.5 mm、4.0 mm、4.5 mm、5.0 mm和5.5 mm；长度15 mm、25 mm和35 mm。

BeStent支架的辐射支撑力较好；伸展后无缩短现象；支架两端各有一个金标志点，是准确定位支架的重要标志；其支架网眼也可满足对分支血管进行扩张或支架置入的操作。BeStent支架的缺点是使用前需要术者将支架捏装在球囊上，因此，降低了支架的顺应性，增加了支架的脱载率；此外，如果支架扩张不充分或者球囊有压迹，还需换用非顺应性高压球囊对支架未充分扩张部位进行后扩张。因为这些原因，临床上几乎不再使用该种支架。

3. XT 支架

XT 支架是由爱尔兰 BARD 公司生产的球囊扩张支架。1995 年 10 月用于临床，有非预装和预装球囊扩张支架两种。XT 支架结构与 AVE 支架类似的"Z"构造，每个"Z"圈由一根钢丝连接，用以增加支架的顺应性。支架在 X 透视下可视性较好，易于定位。

XT 支架的钢丝较粗，支撑力较好，但弹性回缩的程度也较大，需通过 7 F 指引导管输送。常用的型号有：直径有 2.5 mm、3.0 mm、3.5 mm 和 4.0 mm 四种；长度有 6 mm、11 mm、15 mm、19 mm、24 mm、30 mm 和 37 mm 七种。除严重钙化病变外，XT 支架可用于其他各类病变。

4. Gianturco-Roubin Ⅱ 支架

Gianturco-Roubin Ⅱ 支架（简称 GR Ⅱ 支架）是一种缠绕型球囊预装支架，对分支血流影响较小。与其前身 GR 支架相比，GR Ⅱ 具有重要改进：①由不锈钢圆柱体变成椭圆体，提高支架的顺应性，更容易通过弯曲血管；②各圈之间由长条钢丝焊连，防止在置入过程中因血管壁和球囊挤压而变形；③在支架两端增加 X 线识别标志，便于准确定位。常用型号有：直径 2.5 mm、3.0 mm、3.5 mm、4.0 mm、4.5 mm 和 5.0 mm 六种，长度为 20 ~ 40 mm。

5. Multi-Link 支架

Multil-Link 支架（又称为 Bronco ACS 支架），1993 年用于临床。材料为不锈钢，经激光雕刻制成。由于环与环之间的间隙较小，伸展后所支撑的血管内壁也较光滑，对血管壁夹层、血栓和内膜片等具有较好的覆盖和贴附作用。与其他支架相比，Multi-Link 支架的金属表面积有所降低，有利于减少血栓形成。

常用型号有：直径 2.5 ~ 4.0 mm，长度 15 mm、25 mm 和 35 mm 三种。支架伸展后其长度基本不缩短。由于外径较小和顺应性较好，这种支架可通过 6F 指引导管输送。

6. Nir 支架

Nir 支架由 Boston Scientific 公司生产，也是由不锈钢管经激光雕刻而成，支撑力适中，纵向弯曲性能好，可通过明显弯曲的血管到达远端病变，而且支架伸展后病变血管段仍然能保持原有的弯曲度。常用型号有：直径 2.5 ~ 5.0 mm，长度 9 mm、16 mm、25 mm 和 32 mm 四种。

Nir 支架的优点有：①外径小（< 1.0 mm）；②金属表面积小（11% ~ 18%），可通过 6 F 指引导管输入；③弹性回缩小于 < 1%，支撑力适中，伸展后的缩短率 < 3%；④适用于绝大多数类型和部位的狭窄性病变。

7. Palmaz-Schatz 支架

Palmaz-Schatz 支架（简称 PS 支架）是由美国 Cordis-Johnson&Johnson 公司生产管状支架，由不锈钢管经激光雕刻而成，具有较强的支撑能力。

同其他类型的支架相比，PS 支架的顺应性相对较差，通过弯曲度较大或角度较大的分支血管较为困难，常需使用支持力较强的指引导管，例如 Amplatz 指引导管。

PS 螺旋支架在 1994 年试用于临床，对原有 PS 支架做了很多改进：骨架厚度增加 60%，可达到 0.07 ~ 0.09 mm，支撑力增强，可透视性提高。有四种长度可供选择，分别为 8、10、15 和 20 mm。8 mm 支架为单节结构，中间无关节；10 mm 支架为双节，中间 1 个关节；15 mm 和 20 mm 支架为三节，中间有两个关节。这种设计提高了长支架的顺应性。

PS 支架多用于无明显弯曲的冠状动脉血管病变（如主干病变）、开口处病变和严重钙化的病变。此外，PS 支架在首次膨胀后，常需要再次使用非顺应性球囊进行高压扩张，使支架壁贴良好。

8. Wallstent 支架

Wallstent 支架是由瑞士的公司制造的自膨胀支架，也是第一种应用于临床的冠状动脉支架。支架由数根不锈钢丝编成，经压缩后固定在球囊上，支架外面包有二层反折膜，向后回拉支架包膜可使支架释放并自动膨胀。为了使支架扩张完全，多数情况下须采用球囊对支架进行辅助扩张，使支架贴壁更好，减少血栓发生率。常用型号：直径 2.5 ～ 6.0 mm，长度 15 ～ 50 mm。

1989 年以后出厂的 Wallstent 支架在其钢丝表面镀上了一层聚乙烯膜，目的是减少血栓形成。Wallstent 自膨胀支架主要用于粗大、走行较直且无重要分支的血管病变，如右冠、大隐静脉桥等。

Wallstent 支架的禁忌证：①距左主干不到 10 mm 的病变，防止因 Wallstent 支架两端血管内膜增殖造成左主干狭窄；②漏斗状或锥形血管病变；③过度弯曲的病变；④病灶近端血管径 < 3.0 mm。

9. Wiktor 支架

Wiktor 支架是由美国 Medtronic 公司生产的一种球囊扩张支架。用钽丝交错弯曲织成，各个弯曲之间互不重叠，在扩张状态下结构疏松，按表面积算只覆盖很少一部分血管内壁（< 10%）。钽丝表面经过特殊电化学处理，能减少血栓形成。Wiktor 支架经压缩后预装在聚乙烯球囊上，支架扩张后缩短不明显。由于柔顺性较好，易于通过弯曲的血管段；在 X 线下可视性好，易于示踪和准确定位；但是该支架的支撑力略低于 PS 支架，与 GR 支架相似。

10. Tenax-X 支架

Tenax-X 支架是由德国 Biotronik 公司生产的 316 L 不锈钢支架，表面覆盖一层 0.08 μm 的 S-H 膜，在支架靠两端的两个单元骨架外表面还覆盖一层 7 μm 厚的金膜，透视下清晰可见。

此外，该公司还生产一种球囊和支架联体导管，球囊和支架呈串联方式排列在导管头端。主要设计目的是可以不必交换导管，就可以一次完成对病变的预扩张和支架置入。

11. CVD 支架

CVD 公司生产一种具有独特特点的冠状动脉内支架，即聚焦支架（focusstent）。特点是当球囊扩张支架时，球囊两端的非损伤性设计可以防止对病变近远端血管壁的过度扩张或撕裂，对预防血管夹层和术后再狭窄有益。

聚焦支架由于球囊压力相对集中于支架部位，因此，可采用高压力安全扩张病变，同时发生支架两端血管壁撕裂和夹层的危险性并不增加很多。这样，能更为完全地扩张病变，增加病变部位的最小管腔内径，减少血管弹性回缩，降低术后支架内再狭窄率（图 3-4，图 3-5）。

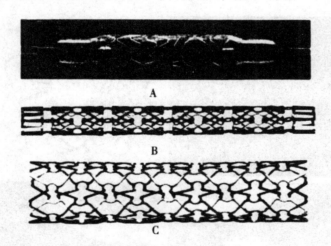

图 3-4　CVD 公司的聚焦支架

A. 球囊扩张时，张力主要集中在支架部分以及支架周围血管壁的病灶，对支架两端相对正常的血管壁损伤很小，能有效防止发生支架近远端血管撕裂或夹层；B. 呈球囊捆绑状态的聚焦支架；C. 完全扩张后，支架长度有所缩短

12. BiodivYsio 支架

BiodivYsio 公司生产的特征性支架有两种：① PC 涂层支架：这种支架的骨性结构表面涂有一层亲水涂层，能有效防止血小板的黏附和聚集，预防支架内血栓形成；②小血管支架：一般认为，直径 3.0 mm 以下的冠状动脉小血管置入金属支架的再狭窄率和支架内血栓发生率都很高，因此，临床上一直避免在这些小血管内置入支架，大多数公司在很长时间内也一直不生产直径 3.0 mm 以下的冠状动脉支架。自从

BiodivYsio 公司的亲水涂层支架获得满意的临床效果后，便开始向临床推广应用直径 ≤ 2.75 mm 的小血管支架。实际应用结果表明，支架内血栓和再狭窄的发生率与直径 3.0 mm 以上的支架相比没有显著差别。

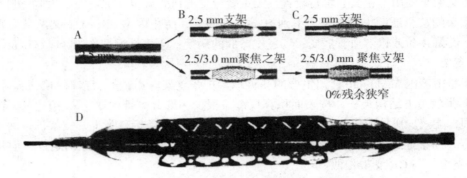

图 3-5　CVD 公司聚焦支架的病变扩张原理

A. 直径 2.5 mm 冠状动脉血管的局限性狭窄病变模式图；B. 采用不同的支架扩张病变，普通支架能达到支架外径：血管内径 1：1（上图），而聚焦支架则能扩张到支架外径：血管内径 1.2：1（下图）；C. 撤除球囊后，经普通支架扩张的病变将发生弹性回缩，留下不同程度的残余狭窄（上图），经聚焦支架扩张的病变虽然也存在弹性回缩，但可以不遗留残余狭窄（下图）；D. 聚焦支架扩张到标准外径时，支架两端的非损伤性设计使裸露的球囊部分不会过度扩张，有效减轻对支架两端临近血管的撕裂和损伤

13.　AMG 支架 Amg

GMBH 公司生产的冠状动脉内支架具有很好的柔顺性和血管跟随性，也容易通过支架网眼扩张被支架覆盖的血管分支。在高倍镜下观察，支架基本骨架结构表面非常的光滑，病变通过能力较强（图 3-6）。

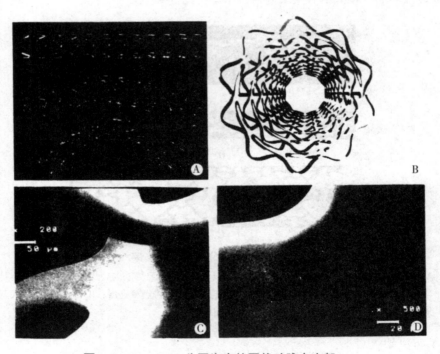

图 3-6　Amg GMBH 公司生产的冠状动脉内支架

A. 支架扩张后，具有很好的病变血管顺应性和弯曲血管跟随能力；B. 较为稀疏的支架网眼很容易通过导丝、扩张球囊和支架球囊，处理被支架覆盖的分支血管病变；C. 放大 200 倍观察，支架骨架结构表面光滑；D. 放大 500 倍观察，支架表面仍然很光滑

14. 国产微创支架

中国微创公司生产的microport冠状动脉内支架。为激光雕刻的316 L不锈钢支架，预装在monorail球囊导管上，价格相对便宜。

（二）药物洗脱支架及其特点

1. Cypher™支架

Cypher™支架是全球第一个药物洗脱支架。由强生公司生产制造，最早于2000年8月在欧洲进行了多中心人体试验研究（RAVEL试验），该试验于2001年8月全部完成随访工作。该支架通过对RPM的可控性释放来抑制血管平滑肌细胞的增长，降低再狭窄的发生。心扉支架在2003年4月获得美国FDA认证，试验结果于2001年9月在斯德哥尔摩召开的欧洲心脏病学会议上公布。6个月QCA分析：试验组（Cypher™支架组）平均管腔直径减少（0.01±0.33）mm，再狭窄发生率0，随访1年试验组MACE发生率5.8%；对照组（裸支架组）平均管腔直径减少（0.80±0.53）mm，再狭窄发生率为26%，随访1年试验组MACE发生率28.8%。该支架以其神奇的抗再狭窄效果和较低的心脏事件率被誉为介入心脏病学领域的第三个里程碑，并荣登2001年AHA十大研究进展榜首，开创了冠心病介入治疗的新纪元。

Cypher™的裸支架平台为闭环结构的Bx VELOCITY™，是经激光雕刻而成的316 L不锈钢支架，支架被三层不同的不可降解聚合物包被。其中，第一层（最里面的一层）为聚对二甲苯–C，这一层不含有雷帕霉素；第二层为高分子的PEVA和PBMA聚合物和雷帕霉素的混合物，两种高分子材料为雷帕霉素的载体；第三层（最外面的一层）：是PEVA和PBMA两种高分子材料的混合物，作为控制层控制雷帕霉素的释放速度，这些聚合物在体内均不能降解。

随后，强生公司又开发出了Cypher™系列产品Cypher-Select™支架。二者的裸支架材料、涂层材料、所携载的药物和涂层工艺完全相同，只是改进了裸支架的结构，见图3-7。

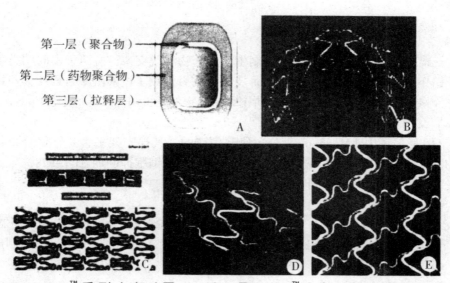

第一层（聚合物）
第二层（药物聚合物）
第三层（拉释层）

图3-7 Cypber™系列支架（图A、B和C是Cypher™支架；图D和E是Cypher-Select™支架）的结构及特点

A. 支架撑杆的截面图，所示为涂层的三层结构示意图；B. 为支架展开的立体结构图，显示了支架顺应性和支架网眼情况；C. 支架展开前及展开的平面图；D. 支架展开的立体结构图，与Cypher™支架比较，在金属环的连接臂方面做了改进；E. 支架展开的平面图

2. Taxus™支架

Taxus™支架是波士顿科技公司制造的另一种药物洗脱支架，其裸支架平台是Ex-press-2，所使用的药物是具有抗肿瘤作用的紫杉醇，通过聚合物将紫杉醇携载到裸支架上，其中的聚合物起到控制紫杉醇

释放速度的作用，紫杉醇则通过多种途径抑制支架内平滑肌细胞过度增生而防止再狭窄。进入人体后药物的释放方式与Cypher™支架有所不同，最初的48 h，药物以爆炸式的方式释放，随后10 d内缓慢释放，30 d内，支架上药物释放完毕。2003年11月获得美国FDA认证。随后在欧洲的许多国家、新加坡、中国香港、印度、南非、中东部分地区、墨西哥、阿根廷、土耳其、中国内地和巴西等国家和地区上市。

有Taxus SR™、Taxus MR™、Taxus Express-2™和Taxus Liberte™等几个品种的支架。Taxus Liberter™是针对弯曲度大、直径小的血管病变设计的，见图3-8。

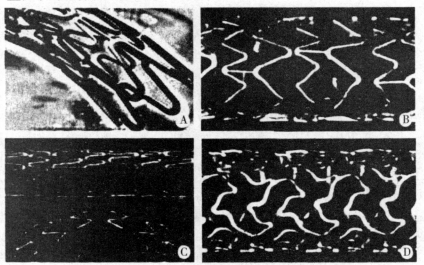

图3-8　Taxus™系列支架的结构及特点

A. Taxus，™展开的立体结构图；B. Taxus Express-2™支架展开的立体结构图；C. Taxus Express-2™支架展开前及展开后的立体图；D. Taxus Liberte™支架展开的立体结构图

3. Champion™支架

Champion™支架是佳腾（Guidant）公司研制生产的药物洗脱支架，有两种不同的类型。两者的裸支架平台分别为不锈钢材料的S-支架和ML Vision支架，前者使用了可降解聚合物作为药物载体，后者使用了不可降解聚合物作为药物载体，但是二者所携载的药物都是雷帕霉素的衍生物（everolimus）。

4. Endeavor™支架

Endeavor™支架是美顿力（Medtronic）公司研制生产的，其裸支架平台是钴铬合金材料的Driver支架，使用的药物载体是磷酸胆碱，所携载的药物是一种平滑肌细胞抑制剂ABT-578，与雷帕霉素的作用机制近似。该支架进入中国市场的时间较晚。

5. Firebird™支架

Firebird™支架2003年，国产第1个药物洗脱支架在上海微创医疗器械有限公司研制成功，2004年10月经国家食品药品监督管理总局（SFDA）批准上市。2008年1月16 d，该公司又研制出第二代药物洗脱支架也获得了SFDA的上市批准。

6. Excel™支架

Excel™支架是由吉威医疗制品有限公司率先开发和研制的第一个聚合物可降解药物洗脱支架。其生产商将其称为第三代药物洗脱支架，其裸支架平台是开环结构的不锈钢S-Stent，使用的聚合物为可降解聚乳酸，聚合物所携载的药物为雷帕霉素。与其他的药物洗脱支架比，其突出的特点有：第一，载药聚合物为聚乳酸，在人体内最终可降解为CO_2和H_2O；第二，单面涂层（也称为非对称涂层），仅在支架接触血管壁一侧的支架撑杆上涂一层聚合物和雷帕霉素的混合物；第三，现有的管状支架中，其顺应性和分支保护能力较好，易于通过成角病变、弯曲较多的血管到达病变，常用于成角和分叉病变。理论上，该支架除了具有抗再狭窄的作用外，可以克服以前的药物洗脱支架因为全面涂层导致的内皮化延迟和聚合物不降解所致的局部炎症反应的缺点，见图3-9。

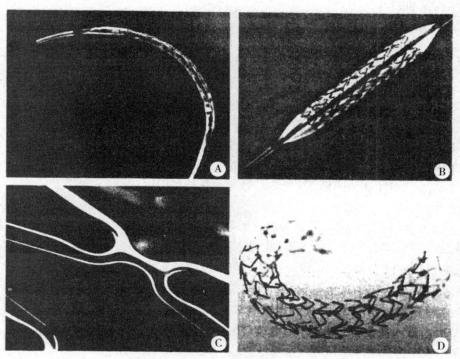

图 3-9　Excel™ 支架的结构及特点

A. 支架预装在球囊上，支架预装后整个输送系统的顺应性较好；B. 支架被充分扩张后，其缩短率较低；C. 涂层后的支架撑杆表面；D. 充分扩张后的支架，其顺应性较好

7. Partner™ 支架

2005 年 12 月经国家食品药品监督管理总局（SFDA）批准上市，在支架材料、涂层材料和涂层工艺方面与 Firebird™ 和 Cypher™ 支架相似。

第二节　支架置入的术前准备与术后处理

一、患者术前准备

（一）一般准备

（1）术者要向患者及家属讲明手术的主要操作过程、危险性、措施（尤其临时起搏器和 IABP 置入等严重并发症的处理措施）。

（2）再次询问相关病史（是否有心肌梗死、糖尿病、肾脏病、间卧床等病史）。可能的并发症及其处理消化性溃疡及不能长时

（3）碘过敏试验。

（4）触诊双侧股动脉、足背动脉和双侧桡动脉搏动并听诊有无血管杂音，拟行桡动脉途径手术者，需做 Allen 试验并将结果记录在手术申请单上。

（5）深吸气、屏气、咳嗽及床上排尿、排便训练。

（6）双侧腹股沟区备皮（桡动脉途径的双上肢备皮）。

（7）对过度紧张焦虑的患者，术前一天晚上给适当镇静剂口服，保证休息。

（8）术前 6 h 禁食、禁水并建立静脉通道酌情补液。

（9）签署手术知情同意书。

（10）核实手术押金的落实情况。

（二）常规检查项目

（1）血、尿、粪常规及粪潜血。

（2）血生化（尤其肾功能、肝功能、电解质、心肌标志物）和血清学检查。

（3）检测血小板聚集功能，了解有无阿司匹林和／或氯吡格雷抵抗。

（4）心电图和／或 Holter 检查，以了解术前心肌缺血的部位、程度和有无影响手术安全的心律失常。

（5）心肌梗死或心功能不全的患者，术前行超声心动图检查，了解室壁运动、有无室壁瘤、左心室附壁血栓和左心室功能，以便判断靶病变部位和选择恰当的血运重建策略。

（三）药物准备

1. 阿司匹林

100 ~ 325 mg，每日 1 次，术前 3 ~ 5 d 开始至术后长期服用。

2. 氯吡格雷

术前 3 ~ 5 d 开始口服 75 mg，每日 1 次；如果急诊手术，则至少术前 6 h 顿服 300 mg；置入裸金属支架者术后继续口服至少 1 个月；置入药物洗脱支架者双联抗血小板治疗至少 1 年，但近年来随着对药物洗脱支架晚期血栓事件的关注和认识，国外一些学者建议对复杂病变和血栓形成风险高的患者置入药物洗脱支架（尤其是置入多支架）者，双联抗血小板治疗的时间应延长到患者不能耐受为止；但是随着药物支架的不断改进，支架术后的抗血小板治疗也将发生改变。

3. 在进行介入操作前，确认患者已经肝素化。

4. 糖蛋白 II b/ III a 受体阻断剂

该类药物的抗血小板效果和安全性已经被国外多个大规模临床试验证实。目前国产的盐酸替罗非班已经在临床上广泛应用，PCI 术中的使用方法：在导丝通过病变前，10 μg/kg 静脉注射 3 min 以上，之后 0.15 μg/（kg·min）持续静脉滴注 36 h；用药期间检测血小板数量和血小板聚集功能；对于年龄 > 75 岁以上者，术中肝素用量应减半。

5. 他汀类药物

对于急性冠状动脉综合征患者，其重要性不亚于抗血小板药物。

（四）特殊准备

（1）对术中急性闭塞风险高、心功能较差和高危左主干病变等患者，要事先通知心血管外科做急诊搭桥手术的准备。

（2）对术前肾功能异常（尤其肌酐清除率 < 30 mL/min）的患者，术前 6 ~ 12 h 至术后 12 h 持续静脉输入等渗生理盐水 1 ~ 1.5 mL/（kg·h）水化治疗，监测尿量，对左心功能不全者要监测血流动力学和合理使用利尿剂；术中使用等渗造影剂并严格控制造影剂用量。术前 1 d 口服乙酰半胱氨酸 600 mg，每日 2 次，对预防造影剂肾病更为有利。

二、术者的术前及术中准备

（1）参加术前讨论，全面了解患者的病情和主要病史。

（2）亲自核实患者各项术前准备的落实情况和结果。

（3）对曾经接受 PCI 治疗的患者，要仔细阅读其手术光盘以获取必要信息。

（4）对高危和病情复杂的患者应制订个体化的术前准备和手术方案，并通知手术班子成员做好手术设备（包括除颤器、IABP 和临时起搏器等）、器械、抢救药品和物品的准备。

（5）完成冠状动脉造影后，仔细分析病变特点，评价所选择的支架能否顺利通过并到达病变部位；对于需要预扩张的病变，确认进行了充分预扩张并借此了解病灶的可扩张性。

（6）检查并确认指引导丝稳定位于病变血管的最远端，能为支架置入提供必要的支撑力和轨道。

（7）检查指引导管与病变血管开口处于稳定的同轴状态，不至于因为推送支架或在需要深插指引导管提供额外支撑力时，造成引起指引导管移位而损伤血管内膜。

（8）打开支架无菌包装前，再次核对包装上所标示的支架参数与所需要的参数一致。

（9）分析支架不能通过或到达病变时，为防止支架脱载所采取的撤出支架的措施的安全性和可能性。

（10）术者在术中要不断根据随时发生的情况，分析和判断支架置入后，通过支架处理远端血管严重夹层、冠状动脉穿孔、大的分支闭塞、无复流、再灌注心律失常、循环崩溃等紧急情况的可能性和具体方法。

三、患者的术后处理

（一）普通情况的处理

（1）返回病房即刻测血压、做心电图（病情不稳定者给予心电监护）、听诊心肺。

（2）患者转移到病床后，即刻查看血管穿刺部位有无出血、血肿；比较双侧肢体的皮肤温度、颜色、静脉回流及足背动脉（或桡动脉）搏动情况；之后 2 h 内，每 15 min 巡视上述情况 1 次，2 ～ 6 h 期间每 1 h 巡视 1 次，6 h 后常规巡视。

（3）术后 ACT < 180 s 即可拔除鞘管，在压迫止血过程中出现迷走反射者，可以静脉注射阿托品（0.5 ～ 1.0 mg/ 次）和 / 或多巴胺（5 ～ 20 mg/ 次），与此同时可适当加快补液的速度，使血压维持在 90/60 mmHg 以上、心率不低于 50 次 /min 为宜。

（4）股动脉穿刺部位的止血方法不同，术肢制动和平卧时间不同。缝合止血者卧床 4 ～ 6 h 后可床上活动（老年患者要适当延长卧床时间）；手工压迫止血者，弹力绷带加压包 12 h，之后改成非加压包扎，12 ～ 24 h 可以在床上活动，无血管并发症者 24 h 后可下床活动。

（5）对卧床期间排尿困难者，可在医生协助下在床上排尿，仍排尿困难者，应及时导尿，以免因为尿潴留引起心率、血压波动。

（6）置入药物洗脱支架者，术后双联抗血小板时间至少 12 个月（阿司匹林 100 ～ 325 mg，每日 1 次；氯吡格雷 75 mg，每日 1 次），之后阿司匹林长期服用；期间注意监测血小板数目、血小板聚集功能和有无消化道出血等情况；对于术后需要持续静脉输注 GP Ⅱ b/ Ⅲ a 受体拮抗剂者，要监测血小板聚集功能和血小板数目，防止致命性出血并发症的发生。

（7）监测心电图变化，术后 6 h 常规复查 CK、CK–MB 及肌钙蛋白的变化，了解有无术后新发心肌梗死。

（8）对于具有造影剂肾病高危因素的患者，术后 2 ～ 3 d 要及时复查肾功能。

（9）对于无并发症的患者，术后 72 h 可以出院。

（10）所有患者都应该接受冠心病危险因素的干预和预防。

（11）根据患者的具体情况，出院前制订未来的运动或体力劳动计划。

（12）出院前，详细告知患者随访时间、方式和随访内容。

（二）特殊情况的处理

（1）可疑腹膜后出血者，快速静脉补液，争取时间行超声和腹部 CT 检查明确诊断；对确诊腹膜后出血者，根据血压、血红蛋白（或红细胞比积）变化，快速补液或输血，如补液或输血中血压仍难维持者，急诊外科手术修补。

（2）发生动静脉瘘者，先保守治疗，无效者请外科手术修补。

（3）发生假性动脉瘤者，根据超声检查结果采取手工压迫、超声引导下压迫或者超声引导下瘤腔内注射凝血酶粉的方法消除瘤腔，之后理疗促进积血吸收。

（4）因卧床导致下肢深静脉血栓者，应及时发现，尽早给予抗凝或溶栓治疗，无效者请血管外科取栓或者放置下腔静脉滤器。

（5）术前存在肾功能损害者，术后继续水化治疗 12 h，600 mg 乙酰半胱氨酸每日 2 次口服，连服 1 ～ 2 d；监测血肌酐变化，必要时血滤或透析治疗，防止永久性肾功能不全发生。

（6）心绞痛复发且持续不缓解者，尤其伴有心电图缺血改变或较术前缺血加重者，应急诊复查冠状动脉造影了解是否发生了支架内血栓。

（7）对于发生了支架内血栓者，根据现有条件、患者血流动力学情况、靶血管供血范围、术者对手术成功的把握以及患者和家属的愿望，选择药物治疗（包括溶栓、抗血小板和抗凝治疗等）、再次 PCI 或急诊冠状动脉旁路移植术。

第三节　冠状动脉支架置入的操作技术

无论是 Bail Out 还是 De Novo 支架置入，其操作步骤基本相同。在实际送入支架以前，首先要根据病变特征和病变所在血管的特征选择合适的支架。一旦支架选择妥当，即可按下述步骤进行置入操作。

一、支架置入前的准备工作

（一）药物准备

1. 阿司匹林

100 ~ 325 mg，每日 1 次，术前 3 ~ 5 d 开始至术后长期服用。

2. 氯吡格雷

术前 3 ~ 5 d 开始口服 75 mg，每日 1 次；如果急诊手术，则至少术前 6 h 顿服 300 mg；置入裸金属支架者术后继续口服至少 1 个月；置入药物洗脱支架者双联抗血小板治疗至少 1 年，但近年来随着对药物洗脱支架晚期血栓事件的关注和认识，国外一些学者建议对复杂病变和血栓形成风险高的患者置入药物洗脱支架（尤其是置入多支架）者，双联抗血小板治疗的时间应延长到患者不能耐受为止；但是随着药物支架的不断改进，支架术后的抗血小板治疗也将发生改变。

3. 在进行介入操作前，确认患者已经肝素化。

4. 糖蛋白Ⅱb/Ⅲa受体阻断剂

该类药物的抗血小板效果和安全性已经被国外多个大规模临床试验证实。目前国产的盐酸替罗非班已经在临床上广泛应用，PCI 术中的使用方法：在导丝通过病变前，$10\,\mu g/kg$ 静脉注射 3 min 以上，之后 $0.15\,\mu g/（kg \cdot min）$ 持续静脉滴注 36 h；用药期间检测血小板数量和血小板聚集功能；对于年龄 > 75 岁以上者，术中肝素用量应减半。

5. 他汀类药物

对于急性冠状动脉综合征患者，其重要性不亚于抗血小板药物。

（二）仔细判读病变，对将要采取的支架置入策略心中有数

（1）首先分析判断所选择的支架能否顺利到达和通过病变；对于需要预扩张的病变，确认进行了充分预扩张（尤其是拟置入药物支架的病变）。对病变预扩张的目的是：①了解病变的可扩张性。球囊不能充分预扩张的钙化性病变不宜置入支架，以免支架被卡在病变处脱载或者支架伸展不理想，造成支架贴壁不良。②为送入支架建立通道。为达到这一目的，对于预扩张后有明显弹性回缩者，可考虑更换较大直径的球囊再次扩张。③了解患者对病变血管完全闭塞的反应，以便在置入支架前采取适当的预防措施。例如对于预扩张时出现严重心绞痛者，可进行抗心绞痛治疗；出现心动过缓者，放置临时起搏器；出现明显血压下降者要用升压药或考虑置入 IABP；出现心律失常者使用抗心律失常药物。

（2）检查导丝稳定位于病变血管的最远端，能为支架置入提供必要的支撑力和轨道。

（3）检查指引导管与病变血管开口处于稳定的同轴位置，不至于因为推送支架引起移位；当需要深插指引导管提供额外支撑力时，导管头端不至于引起血管壁损伤。

（4）评价如果支架不能到达或通过病变时，撤出支架的可能性、安全性和方法。

（5）评价支架扩张后，通过支架处理远端血管严重夹层的可能性和方法。

（三）支架和相关器械的准备

（1）再次核对无菌包装上的支架参数与所需要的参数一致。

（2）牢记将要扩张支架的命名压和球囊爆破压。

（3）不要浸泡、挤压、折叠、手捏或用纱布擦拭药物洗脱支架。

（4）不要预先负压抽吸预装支架的球囊。

（5）根据病变特点选择合适的导丝并对导丝头端进行塑形。

（6）检查压力泵并抽吸适量经过稀释的造影剂。

二、支架的输送和定位

目前使用的大多数球囊预装支架都采用端轨球囊导管。具体输送操作步骤如下：

（1）术者固定指引导管和导丝，助手将导丝尾端穿入球囊导管端轨开口并轻轻送至指引导管尾端附近并固定导丝。

（2）术者完全松开指引导管Y形接头的活瓣开口，轻柔、无阻力地向前推送支架，直至球囊导管的端轨结束，导丝和导管分开。

（3）拧紧Y形接头活瓣，松紧程度以既能顺利抽送导管又不出血为宜。

（4）此时助手松开导丝，术者一手固定指引导管和导丝，一手稳定向前推送支架。当到达导管尾部的两个标志处时，开始在透视下观察指引导管、导丝和支架的位置。

（5）在透视下前送支架，观察球囊标志的移动，直到支架到达指引导管开口处。

（6）造影确认指引导管和导丝的位置是否正常，留意病变周围的透视参照标志，以便帮助粗略地指导支架定位。

（7）在透视下前送指引导管，体会支架输送过程中的阻力，同时观察指引导管回缩和移位情况。一旦阻力过大或指引导管移位明显，应停止前送支架。

（8）调整好指引导管的位置，仔细查找阻力过大的原因。如果是由于指引导管的支撑力太小引起，可考虑深插指引导管增加其支撑力。

（9）当预计支架到达病变部位时，停止向前推送支架。推注造影剂以协助支架准确定位。必要时进行电影造影确认支架位置满意（图3-10B）。

（10）术者固定指引导管、球囊导管和导丝，助手连接压力注射器，负压抽吸排空球囊，迅速充盈球囊使支架扩张。

对于经过较完全预扩张的病变，较容易将支架输送到位。但对于未能充分预扩张的钙化病变或严重弯曲的血管，在输送支架时如果阻力较大，不要勉强用力推送，以免造成支架脱载或嵌顿。一条重要的经验是：推送单纯球囊导管具有明显阻力的血管或病变，在输送支架时一定会非常困难。此时，应换用顺应性好的短支架或者采用耐高压球囊再次对病变进行充分预扩张。必要时可对支架进行适当的预成形，但这种操作只能由具有丰富经验的术者进行。

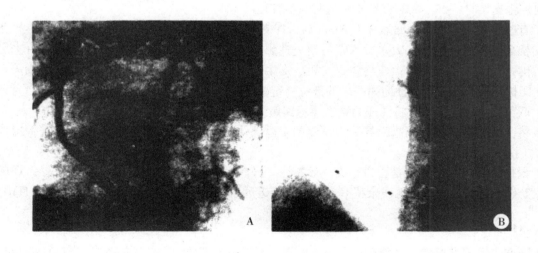

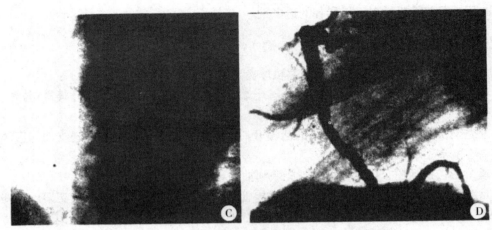

图 3-10　右冠状动脉中段病变内支架置入基本操作过程

A. 支架置入前右冠状动脉造影，评价需置入支架的病变特点，选择合适的支架参数；B. 将支架
送至病变处完全覆盖病变，透视或造影评价支架定位准确；C. 在透视下观察球囊充盈情况；D.
撤除球囊导管后，造影评价支架扩张效果，仔细排除血管夹层、痉挛或血栓情况

在定位支架时，应注意如下问题：①对于左主干开口和右冠开口的病变，由于主动脉壁肌肉丰富，弹性回缩明显，应使支架近端超出血管开口 1.0 ~ 2.0 mm（突出于主动脉腔内 1.0 ~ 2.0 mm），以便支架能发挥有效的支撑作用。此外，当支架扩张后，一定要用耐高压球囊对冠状动脉开口处或支架扩张不充分的部位进行高压后扩张，保证支架贴壁良好；②对于冠状动脉其他大分支开口处的病变（三叉病变），则不应使支架超过开口，以免影响分支血管的血流；③对夹层病变置入支架时，首先要保证支架远端能完全覆盖夹层，以便在支架偏短时能顺利地在支架近端置入第 2 枚支架，尽可能避免通过支架处理远端病变。

三、支架的扩张和效果评价

（1）在透视下充盈支架球囊（图 3-10C），达到命名压力并保持 15 ~ 30 s 后排空球囊，如果扩张到命名压时球囊仍然存在切迹，可继续增加压力直到切迹消失或接近球囊爆破压。必要时换用耐高压球囊再次进行扩张，直到球囊切迹消失。此时，应谨慎地考虑到可能出现的支架近、远端严重夹层问题。在左主干内扩张支架时，每一次球囊扩张充盈时间不宜超过 10 s。

（2）有些术者习惯将球囊回撤 3 ~ 5 mm 后，在支架近端以略微增加的压力进行一次整形扩张，目的是确保支架贴壁良好。但是，大多数术者习惯先造影评价支架扩张效果（图 3-10D），然后决定是否进行高压后扩张；已有研究发现，药物洗脱支架的支架内血栓和再狭窄与支架贴壁不良密切相关，因此，建议对支架扩张不充分或者弹性回缩明显的部位一定要进行高压后扩张，确保支架贴壁良好。

（3）调整指引导管位置，将深插的指引导管回撤到冠状动脉开口处。

（4）将支架的球囊撤回到指引导管内，取两个以上体位造影，评价支架扩张效果和是否出现支架近远端夹层（图 3-10D）。

（5）根据造影结果，决定是否进行高压后扩张。理想的支架效果是：①支架贴壁良好，在两个以上造影体位上显示血管腔光滑，无残余狭窄；②无支架近远端夹层和支架内血栓；③前向血流 TIMI 3 级。

四、注意事项

（1）当准备置入支架的血管段存在大分支血管时，应选用支架网眼疏松的支架，以免影响分支血流；或者当分支血管因支架扩张导致血流受影响时，能通过支架网眼对分支血管扩张或置入支架。

（2）当输送球囊穿过支架网眼进入分支或从分支撤出球囊时，应谨慎操作，防止因此造成支架移位；

当输送支架通过主支支架的网眼时，应非常谨慎，以防分支支架被卡在主支支架网眼上或造成支架脱载。

（3）对于支架置入后，支架近远端血管出现新的狭窄或支架远端无血流的情况，应冠状动脉内给硝酸甘油，以区别是否有血管痉挛、夹层、支架内血栓或残余狭窄，以便采取合适的处理措施。

具体处理方法是：①以不同体位进行冠状动脉造影，分析发生上述情况的原因；②如果鉴别困难，可向冠状动脉内注射硝酸甘油 100 ~ 300 μg。如果狭窄解除，远端血流恢复，表明是冠状动脉痉挛所致；如果注射硝酸甘油效果不明显，但又没有明显的血管夹层，可对狭窄血管段进行低压（< 4 atm）持续扩张整形（1 ~ 2 min），有利于消除严重的冠状动脉痉挛或急性血栓；③如果确定存在支架远端夹层，可先用球囊在夹层处持续低压贴靠性扩张（持续 1 ~ 2 min），如果扩张后夹层消失，前向血流正常，可不再做特殊处理。如果扩张后夹层持续存在且影响到前向血流，则置入支架处理；④通过支架向远端血管置入支架时，操作有一定难度，有可能造成支架嵌顿在已置入的支架上或支架脱载。因此，要充分估计发生支架嵌顿或脱载的风险，最好选择顺应性好、外径小、预装牢固的短支架解决这一问题。

（4）如果支架不能顺利到达病变部位，应尽早将支架撤出，查找原因并确认病变已被充分扩张后再次前送支架到位。注意：回撤支架时，应在持续透视监视下缓慢而轻柔地操作，如果支架在退入指引导管开口处遇到阻力，应避免强行回撤支架，以免造成支架脱载。正确的做法是将支架导管、指引导管和导丝一起撤出。

（5）一旦支架脱载，应尽量保证脱载的支架位于导丝上，以便使用圈套器或钳具将支架取出。

第四节　分叉病变药物支架置入技术

目前，对冠状动脉分叉病变的分类基本沿用金属裸支架时代的分类方法。其特点是充分考虑各大分支的病变特征，根据分叉类型预期病变对介入操作的反应，同时协助制定介入策略和选择介入器械。当介入心脏病学进入药物支架时代后，这些原则和观念虽然仍然非常重要，但是在分类对介入操作的指导作用方面，增加了不少新的内容。例如，虽然支架技术的应用越来越多，Y 形和 V 形支架术的应用明显减少。

结合各种分叉病变分类方法的特点，我们从实际介入应用角度出发，提出了针对分叉病变的两步分类法，具体方法如下。

第一步，根据分支血管参考直径的大小分为大分支分叉病变和小分支分叉病变。大分支分叉病变是指两个分支的参考直径都大于 2.5 mm，在实际介入操作中一般按双支架原则处理，即对两个分支的原发或继发病变都要积极处理，必要时置入两枚支架。小分支分叉病变是指两个分支中至少有一支的参考直径小于 2.5 mm，在实际介入操作中一般按照单支架原则处理，即对参考直径小于 2.5 mm 的分支原则上只进行保护，必要时也只作球囊对吻扩张，不置入支架。对于大分支分叉病变，做如下进一步的分类。

第二步，根据分支血管参考直径是否相等分为对等分支分叉病变和优势分支分叉病变。对等分支分叉病变是指两个分支的参考直径相等或接近（相差小于 30%），在实际介入操作中一般按照双支架原则处理。优势分支分叉病变是指两个分支血管的参考直径相差较大（30% 以上），在实际介入操作中一般按照单支架原则处理，只是在十分必要时才置入小分支支架。

尽管金属裸支架时代针对分叉病变的各种操作技术都能用于药物支架，但是，越来越多的大型随机临床试验结果都表明：①对分叉病变进行简单处理的效果等于或好于复杂处理。②对分叉病变采用单支架术的效果好于或等于双支架术。因此，我们建议只要情况许可，对分叉病变尽量采用单支架术做简单化处理。以下介绍这些操作技术在药物支架时代的应用和操作特点。

一、单支架术

单支架术（single stent technique）适用于具有如下特点的分叉病变：①分支血管直径小于 2.5 mm。②分支血管开口和近段无病变。③主支血管置入支架后分支血管开口狭窄小于 70%。采用单支架术处理分叉病变的优点是操作简单、手术和辐射时间短、费用相对低、并发症少，缺点是分支受累严重时需要进行补救性支架术，甚至需要更换器械后再操作。

对分叉病变进行单支架术的操作与普通病变的介入操作基本相同，所不同的是在操作前、中和后要充分考虑非介入小分支闭塞的危险性。其处理原则是：①在置入支架前，对开口原发性狭窄50%以上的小分支要事先进行导丝保护，对开口原发性狭窄在70%以上的小分支除了导丝保护外，还要进行预扩张。②在撤出被主支支架压迫的分支保护导丝后，要重新对主支支架进行整形扩张。③在置入支架后，对开口继发性狭窄70%以上的小分支，要进行双球囊对吻扩张。

二、侧吻支架术

侧吻支架术（T-stenting）是指将分支支架在主支支架的分支开口处进行吻合扩张，其优点是支架能良好覆盖全部分叉病变，没有支架重叠，分叉处支架金属成分少，支架贴壁好。缺点是分支支架难以准确定位，容易在分支开口处（尤其是开口顶部）造成支架覆盖不全，称为区域丢失，从而诱发再狭窄。根据分支支架的置入时机不同，可以细分为经典侧吻支架术、补救侧吻支架术和改良侧吻支架术。

（一）经典侧吻支架术（standard T-stenting）

这种技术在金属裸支架上市初期应用的比较普遍，其优点是操作步骤相对简单，手术即刻效果好。缺点是置入分支支架后，主支支架难以到位和容易造成分支支架开口处变形。目前已经较少应用于药物支架的置入。

经典侧吻支架术的基本操作步骤如下：

（1）分别向两个分支送入0.014 in的导丝至血管远端。

（2）预扩张主支分叉处和分支开口后，撤出球囊，保留导丝。

（3）送入分支支架，定位于分支开口处，支架近端突入主支血管腔内1～2 mm（图3-11A）。

（4）充分扩张分支支架后，撤出支架球囊和分支导丝，保留主支导丝（图3-11B）。

（5）送入主支支架并准确定位，充分扩张后撤出球囊（图3-11C、D）。

（6）通过主支支架网眼向分支送入0.014 in的导丝至血管远端（图3-11E）。

（7）通过分支导丝将预扩张球囊送至分支开口处，对开口处主支支架网眼进行预扩张后，撤出球囊，保留导丝（图3-11F）。

（8）分别向主支和分支送入高压后扩张球囊，准确定位于分叉处后，同时充盈两个球囊进行高压后扩张（图3-11G）。

（9）先抽空位于分支开口的高压球囊，再抽空位于主支的内的高压球囊。

（10）依次退出高压球囊，保留导丝，造影评价即刻效果（图3-11H）。

（二）补救侧吻支架术

对于计划不置入分支支架的分叉病变，如果主支支架置入后分支发生继发性高度狭窄或闭塞，可以采用补救侧吻支架术（provisional T-stenting）来保证分支的安全。

补救侧吻支架术的基本操作步骤如下：

（1）分别向两个分支送入0.014 in的导丝至血管远端。

（2）预扩张主支分叉处和分支开口后，撤出球囊，保留导丝。

（3）送入主支支架并准确定位，充分扩张后撤出支架球囊（图3-12A）。

（4）撤出被主支支架压迫的分支导丝，造影评价分支开口（图3-12B）。

（5）如果分支开口狭窄70%以上，通过主支支架网眼向分支送入0.014 in的导丝至血管远端（图3-12C）。

（6）通过分支导丝将预扩张球囊送至分支开口处，对开口处主支支架网眼进行预扩张后，撤出球囊，保留导丝（图3-12D）。

（7）向分支开口处送入支架并准确定位后充分扩张；定位时尽量保证支架近端突入主支管腔内1～2 mm（图3-12E、F）。

（8）向主支送入高压后扩张球囊，准确定位于分叉处。

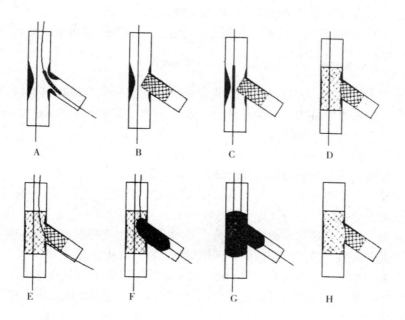

图 3-11 经典侧吻支架术主要操作过程

A. 送入分支支架，定位于分支开口处，支架近端突入主支血管腔内 1 ~ 2 mm；B. 充分扩张分支支架后，撤出支架球囊和分支导丝，保留主支导丝；C、D. 送入主支支架并准确定位，充分扩张后撤出球囊；E. 通过主支支架网眼向分支送入 0.014 in 的导丝至血管远端；F. 通过分支导丝将预扩张球囊送至分支开口处，对开口处主支支架网眼进行预扩张后，撤出球囊，保留导丝；C. 分别向主支和分支送入高压后扩张球囊，准确定位于分叉处后，同时充盈两个球囊进行高压后扩张；H. 造影评价即刻效果

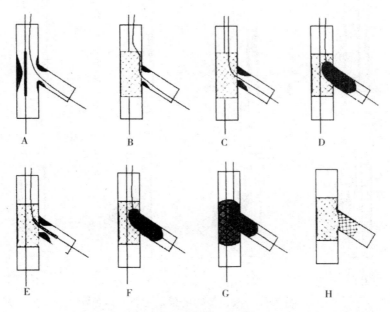

图 3-12 补救侧吻支架术主要操作过程

A. 送入主支支架并准确定位，充分扩张后撤出支架球囊；B. 撤出被主支支架压迫的分支导丝，造影评价分支开口；C. 通过主支支架网眼向分支送入 0.014 in 的导丝至血管远端；D. 通过分支导丝将预扩张球囊送至分支开口处，对主支支架网眼进行预扩张后，撤出球囊，保留导丝；E、F. 向分支开口处送入支架并准确定位后充分扩张。定位时尽量保证支架近端突入主支管腔内 1 ~ 2 mm；G. 对主支和分支球囊同时充盈进行高压后扩张；H. 依次退出高压球囊，保留导丝，造影评价即刻效果

（9）对主支和分支球囊同时充盈进行高压后扩张（图3-12C）。

（10）先抽空位于分支开口的高压球囊，再抽空位于主支的内的高压球囊；依次退出高压球囊，保留导丝，造影评价即刻效果（图3-12H）。

（三）改良侧吻支架术

采用经典侧吻支架术操作时，在置入好分支支架后，主支支架有时很难再通过分叉部位，甚至需要对分支支架头端整形扩张后才能将主支支架送到位。改良侧吻支架术（modi-fied T-stenting）就是为了克服上述缺点而设计的，其具体操作步骤如下：

（1）分别向两个分支送入0.014 in的导丝至血管远端。

（2）预扩张主支分叉处和分支开口后，撤出球囊，保留导丝。

（3）送入分支支架，定位于分支开口处，支架近端突入主支血管腔内1～2 mm（图3-13A）。

（4）送入主支支架，准确定位在分叉处（图3-13A）。

（5）充分扩张分支支架后，撤出支架球囊和分支导丝，保留主支导丝和支架（图3-13B）。

（6）充分扩张主支支架后，撤出支架球囊，保留导丝（图3-13C）。

（7）通过主支支架网眼向分支送入0.014 in的导丝至血管远端（图3-13D）。

（8）通过分支导丝将预扩张球囊送至分支开口处，对开口处主支支架网眼进行预扩张后，撤出球囊，保留导丝（图3-13E）。

（9）分别向主支和分支送入高压后扩张球囊，准确定位于分叉处后，同时充盈两个球囊进行高压后扩张（图3-13F）。

（10）先抽空位于分支开口的高压球囊，再抽空位于主支的内的高压球囊。

（11）依次退出高压球囊，保留导丝，造影评价即刻效果（图3-13G、H）。

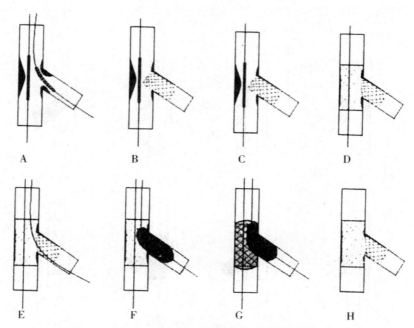

图3-13 改良侧吻支架术主要操作过程

A. 送入分支支架，定位于分支开口处，支架近端突入主支血管腔内1～2 mm，送入主支支架，准确定位在分叉处；B. 充分扩张分支支架后，撤出支架球囊和分支导丝，保留主支导丝和支架；C. 充分扩张主支支架后，撤出支架球囊，保留导丝；D. 通过主支支架网眼向分支送入0.014 in的导丝至血管远端；E. 通过分支导丝将预扩张球囊送至分支开口处，对主支支架网眼进行预扩张后，撤出球囊，保留导丝；F. 分别向主支和分支送入高压后扩张球囊，准确定位于分叉处后，同时充盈两个球囊进行高压后扩张；C. 依次退出高压球囊，保留导丝；H. 造影评价即刻效果

三、挤压支架术

在金属裸支架时代，为了完全覆盖分叉部位的病变，减少区域丢失，在侧吻支架技术的基础上，进一步设计了挤压支架术（crush stenting）。其主要原理是在置入分支支架时，将支架近段直接定位在主支血管内 5 mm 左右，完全扩张后，再以主支内的支架或球囊将露出分支开口的分支支架头端挤压到主支血管壁上，最后通过双球囊对吻扩张对分叉部位进行整形。该方法的优点是分叉部位的病变组织覆盖完全，即刻效果好，缺点是分叉部位的金属成分多，有时导丝再次进入被挤压的分支支架困难，术后再狭窄率较高。根据挤压分支支架的方法和时机不同，可以分为经典挤压支架术（standard crush stenting）、微型挤压支架术（mini-crush stenting）、补救挤压支架术（provisional crush stenting）、球囊挤压支架术（balloon crush stenting）、对吻挤压支架术（kissing crush stenting）。

（一）经典挤压支架术

由于需要向分叉病变部位同时送入两枚支架，因此在开始操作前，尽量选用 7 F 以上的指引导管。为了完成精细的定位操作，指引导管需要有较好的支撑力或后坐力。为了两枚支架定位操作顺利和保证定位期间的前向血流，应尽可能对病变进行较为充分的预扩张。其主要操作步骤如下：

（1）选择 7 F 以上有较强支撑力的指引导管，调整头端与血管开口良好同轴且保持稳定。

（2）分别向主支和分支送入 0.014 in 的指引导丝，避免相互交叉。

（3）分别对主支和分支病变进行较为充分的预扩张后，撤出球囊，保留导丝。

（4）将主支和分支支架分别送达分叉病变部位（图 3-14A）。

（5）调整主支支架位置，使其能够完全覆盖分叉前后的病变组织。

（6）在保持主支支架位置稳定的前提下，调整分支支架位置，使其完全覆盖分支开口病变，同时头端进入主支腔内与主支支架重叠 5 mm 左右。

（7）造影确认两个支架位置正确后，充分扩张分支支架，保持主支支架在位（图 3-14B）。

（8）撤出分支支架球囊和导丝后，再次确认主支支架位置正确（图 3-14B）。

（9）充分扩张主支支架，将分支支架头端完全挤压至分支开口上端的主支血管壁内，撤出主支支架球囊（图 3-14C）。

（10）将分支导丝送至分支开口处，通过主支支架网眼和受到挤压的分支支架头端进入分支远端处（图 3-14D）。

（11）通过分支导丝对分支开口处主支支架和分支支架网眼进行充分预扩张后，撤出球囊（图 3-14E）。

（12）根据主支和分支血管参考直径选择两个高压球囊送至分叉病变部位，准确定位后进行高压对吻扩张（图 3-14F）。

（13）先抽空分支球囊，再抽空主支球囊。

（14）先撤出分支球囊，再撤出主支球囊。

（15）造影评价即刻效果，必要时以 IVUS 或 OCT 检查支架置入质量（图 3-14G）。

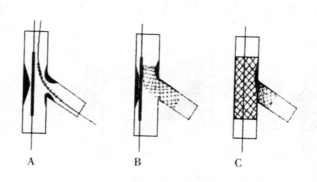

A　　　　　B　　　　　C

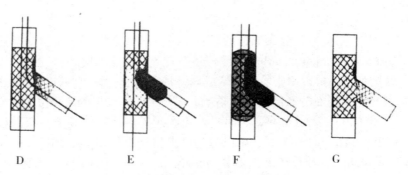

图 3-14 经典挤压支架术主要操作过程

A. 将主支和分支支架分别送达分叉病变部位；B. 造影确认两个支架位置正确后，充分扩张分支支架，保持主支支架在位；C. 充分扩张主支支架，将分支支架头端完全挤压至分支开口上端的主支血管壁内，撤出主支球囊；D. 将分支导丝送至分支开口处，通过主支支架网眼和受到挤压的分支支架头端进入分支远端；E. 通过分支导丝对分支开口处的主支支架和分支支架网眼进行充分预扩张后，撤出球囊；F. 根据主支和分支血管参考直径选择两个高压球囊送至分叉病变部位，准确定位后进行高压对吻扩张；G. 造影评价即刻效果

（二）微型挤压支架术

微型挤压支架术的基本原理和操作方法都与经典挤压支架术相同，所不同的是在定位分支支架时，其头端进入主支血管腔内较少，在 1 ~ 2 mm 左右，分支支架头端在主支内受到挤压的长度介于经典侧吻支架术和经典挤压支架术之间。其主要目的是在保证完全覆盖病变、防止区域丢失的前提下，尽量减少分支支架受挤压的长度，进而减少分叉部位的金属成分，降低术后再狭窄和血栓形成的风险。

（三）补救挤压支架术

补救挤压支架术主要用于在置入好主支支架后，较大的分支血管开口原有病变因斑块移位而加重或者新出现了 70% 以上的继发性病变，需要补救性置入分支支架进行处理的情况。其主要操作原理和方法与经典挤压支架术基本相同，所不同的是主支支架已经置入好，需要通过主支支架网眼向分支开口置入分支支架。其主要难点是在以主支球囊挤压分支支架后，分支导丝难以再次通过主支和分支支架网眼进入分支远端，造成对吻扩张失败。其主要操作步骤如下：

（1）经主支支架网眼将 0.014 in 导丝送至分支远端（图 3-15A）。

（2）对分支开口处的主支支架网眼进行充分预扩张后，撤出球囊（图 3-15B）。

（3）在分叉处主支支架内置入保护球囊，并指导分支支架定位（图 3-15C）。

（4）送入分支支架并仔细定位，充分扩张后撤出分支球囊和导丝（图 3-15D）。

（5）扩张主支球囊挤压分支支架近端和对主支支架整形后，撤出主支球囊（图 3-15E）。

（6）经主支支架网眼和受挤压的分支支架头端网眼送入分支导丝到达其远端（图 3-15E）。

（7）对分支开口进行充分预扩张后撤出球囊，有时需要从小到大换用多个球囊（图 3-15F）。

（8）向主支和分支分别送入高压球囊，对分叉处进行对吻扩张整形（图 3-15G）。

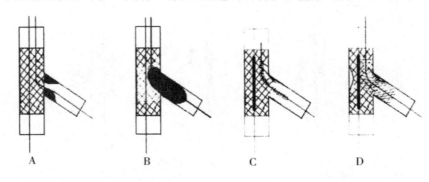

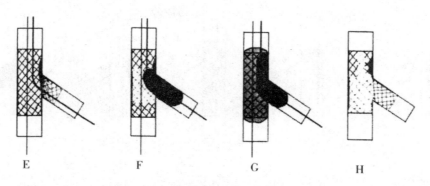

图 3-15　补救挤压支架术主要操作过程

A. 经主支支架网眼将 0.014 in 导丝送至分支远端；B. 对分支开口处的主支支架网眼进行充分预扩张后，撤出球囊；C、D. 在分叉处主支支架内置入保护球囊，送入分支支架并仔细定位，充分扩张后撤出分支球囊和导丝；E. 扩张主支球囊挤压分支支架近端和对主支支架整形后，撤出主支球囊，经主支支架网眼和受挤压的分支支架头端网眼送入分支导丝到达其远端；F. 对分支开口进行充分预扩张后撤出球囊；G. 向主支和分支分别送入高压球囊，对分叉处进行对吻扩张整形；H. 造影评价即刻效果

（9）先抽空分支球囊，再抽空主支球囊。

（10）先撤出分支球囊，再撤出主支球囊。

（11）造影评价即刻效果，必要时以 IVUS 或 OCT 评价分叉处支架置入质量（图 3-15H）。

（四）球囊挤压支架术

球囊挤压支架术的基本原理和主要操作步骤与经典挤压支架术基本相同，所不同的只是在分支支架到位后，向主支送入挤压扩张球囊，而不是主支支架，其主要目的是保证分支支架准确定位、保护分支支架在充分扩张前不受到损伤、便于在主支支架扩张前先扩张分支支架网眼，为成功进行最终对吻扩张奠定基础。该方法的缺点是操作较复杂，分支导丝和球囊通过多个支架网眼再次进入分支有时较困难，球囊挤压支架术的主要操作步骤如下：

（1）分别向主支和分支送入 0.014 in 导丝到达血管远端。

（2）预扩张主支和分支病变后撤出球囊，保留导丝。

（3）向主支送入挤压扩张球囊，定位于分叉处后，向分支送入支架（图 3-16A）。

（4）准确定位分支支架，充分扩张后撤出球囊和导丝（图 3-16B）。

（5）扩张主支球囊，挤压分支支架位于主支内的头端部分（图 3-16C）。

（6）撤出主支球囊，将分支导丝通过受到挤压的分支支架网眼进入分支到达远端（图 3-16D）。

（7）以预扩张球囊扩张分支开口，为最终双球囊对吻扩张做准备（图 3-16E）。

（8）撤出分支球囊和导丝，送入主支支架到达分叉处准确定位（图 3-16F）。

（9）充分扩张主支支架后，撤出球囊。

（10）将分支导丝再次通过主支和分支支架网眼送入分支并到达远端（图 3-16G）。

（11）再次通过支架网眼扩张分支开口（图 3-16H）。

（12）送入主支球囊，对分叉后病变处进行高压对吻扩张整形（图 3-16I）。

（13）先抽空分支球囊，再抽空主支球囊。

（14）先撤出分支球囊，再撤出主支球囊。

（15）造影评价即刻效果，必要时以 IVUS 或 OCT 评价分叉处支架置入质量（图 3-16J）。

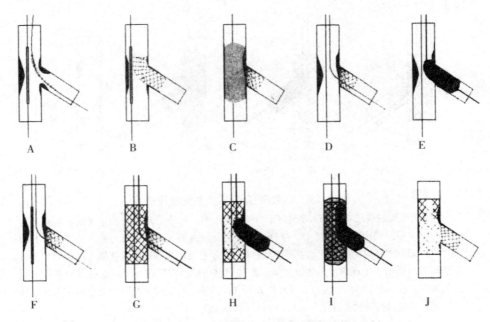

图 3-16　球囊挤压支架术主要操作过程

A. 向主支送入挤压扩张球囊，定位于分叉处后，向分支送入支架；B. 准确定位分支支架，充分扩张后撤出球囊和导丝；C. 扩张主支球囊，挤压分支支架位于主支内的头端部分；D. 撤出主支球囊，将分支导丝通过受到挤压的分支支架网眼进入分支到达远端；E. 以预扩张球囊扩张分支开口；F. 撤出分支球囊和导丝，送入主支支架到达分叉处准确定位；G. 充分扩张主支支架后，撤出球囊，将分支导丝再次通过主支和分支支架网眼送入分支并到达远端；H. 再次通过支架网眼扩张分支开口；I. 送入主支球囊，对分叉后病变处进行高压对吻扩张整形；J. 造影评价即刻效果

（五）对吻挤压支架术

对吻挤压支架术的基本操作过程相同，所不同的是主支球囊挤压分支支架后，对分叉处先进行对吻扩张整形，然后在置入主支支架。其优点是能够保证在主支支架扩张后，导丝能够顺利进入达分支血管并安全到达远端。其主要操作过程和步骤如下：

（1）分别向主支和分支送入 0.014 in 导丝到达血管远端。

（2）预扩张主支和分支病变后撤出球囊，保留导丝。

（3）向主支送入球囊，定位于分叉处后，向分支送入支架（图 3-17A）。

（4）准确定位分支支架，充分扩张后撤出球囊和导丝（图 3-17B）。

（5）扩张主支球囊，挤压分支支架位于主支内的头端部分（图 3-17C）。

（6）将分支导丝通过受到挤压的分支支架网眼进入分支到达远端（图 3-17D）。

（7）以预扩张球囊扩张分支开口，为最终双球囊对吻扩张做准备（图 3-17E）。

（8）同时扩张主支和分支球囊，对分叉处进行对吻扩张整形（图 3-17F）。

（9）先撤出分支球囊和导丝，再撤出主支球囊。

（10）将主支支架送至分叉处准确定位（图 3-17G）。

（11）充分扩张主支支架后，撤出球囊。

（12）将分支导丝再次通过主支和分支支架网眼送入分支并到达远端，再次通过支架网眼扩张分支开口（图 3-17H、I）。

（13）再次同时送张主支和分支球囊，对分叉后病变处进行最终高压对吻扩张整形（图 3-17J）。

（14）先抽空分支球囊，再抽空主支球囊。

（15）先撤出分支球囊，再撤出主支球囊。

（16）造影评价即刻效果，必要时以 IVUS 或 OCT 评价分叉处支架置入质量（图 3-17K）。

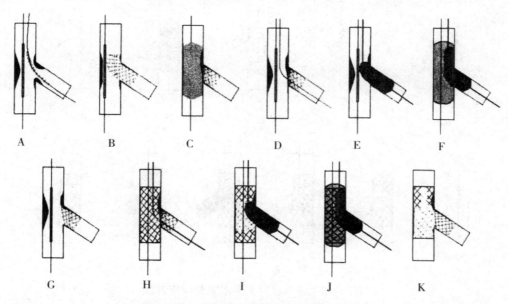

图 3-17 对吻挤压支架术主要操作过程

A. 向主支送入球囊，定位于分叉处后，向分支送入支架；B. 准确定位分支支架，充分扩张后撤出球囊和导丝；C. 扩张主支球囊，挤压分支支架位于主支内的头端部分；D. 将分支导丝通过受到挤压的分支支架网眼进入分支到达远端；E. 以预扩张球囊扩张分支开口，为最终双球囊对吻扩张作准备；F. 同时扩张主支和分支球囊，对分叉处进行对吻扩张整形；G. 将主支支架送至分叉处准确定位；H. 将分支导丝再次通过主支和分支支架网眼送入分支并到达远端；I. 再次通过支架网眼扩张分支开口；J. 再次同时送张主支和分支球囊，对分叉后病变处进行最终高压对吻扩张整形；K. 造影评价即刻效果

四、贯穿支架术

设计贯穿支架术（culotte stenting）的主要目的是为了在分支支架受到挤压和变形后，导丝和球囊能够再次顺利进入分支血管。根据分支支架置入的时机和过程，可以进一步分类为经典贯穿支架术（standard culotte stenting）和补救贯穿支架术（provisional culotte stenting），其具体操作步骤如下：

（一）经典贯穿支架术

（1）分别向主支和分支送入 0.014 in 导丝到达血管远端。

（2）预扩张主支和分支病变后撤出球囊和主支导丝，保留分支导丝。

（3）向分支送入支架，保证支架近端位于主支内 10 mm 以上（图 3-18A）。

（4）充分扩张分支支架后，经支架网眼送入主支导丝到达血管远端（图 3-18B、C）。

（5）撤出分支导丝，扩张位于主支内的分支支架网眼后，撤出扩张球囊（图 3-18D、E）。

（6）送入主支支架，准确定位于分叉处后扩张支架（图 3-18F、G）。

（7）撤出球囊，经主支支架网眼送入分支导丝到达血管远端（图 3-18H）。

（8）经主支支架网眼扩张分支开口（图 3-18I）。

（9）送入主支高压球囊，定位于分叉处。

（10）同时扩张主支和分支球囊，对分叉处进行高压对吻扩张整形（图 3-18J）。

（11）先抽空分支球囊，再抽空主支球囊。

（12）先撤出分支球囊，再撤出主支球囊。

（13）造影评价即刻效果，必要时以 IVUS 或 OCT 评价分叉处支架置入质量（图 3-18K）。

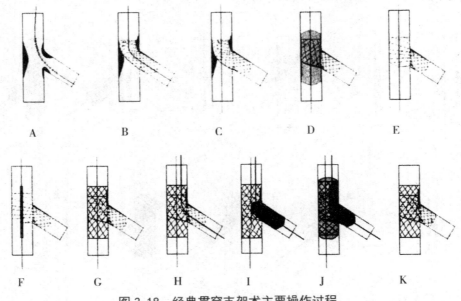

图 3-18　经典贯穿支架术主要操作过程

A. 向分支送入支架，保证支架近端位于主支内 10 mm 以上；B、C. 充分扩张分支支架后，经支架网眼送入主支导丝到达血管远端；D、E. 撤出分支导丝，扩张位于主支内的分支支架网眼后，撤出扩张球囊；F、G. 送入主支支架，准确定位于分叉处后扩张支架；H. 撤出球囊，经主支支架网眼送入分支导丝到达血管远端；I. 经主支支架网眼扩张分支开口；J. 同时扩张主支和分支球囊，对分叉处进行高压对吻扩张整形；K. 造影评价即刻效果

（二）补救贯穿支架术

（1）分别向主支和分支送入 0.014 in 导丝到达血管远端。

（2）预扩张主支和分支病变后撤出球囊和分支导丝，保留主支导丝。

（3）向主支送入支架，准确定位于分叉处（图 3-19A）。

（4）充分扩张主支支架后，经支架网眼送入分支导丝到达血管远端（图 3-19B）。

（5）经主支支架网眼扩张分支开口后，撤出扩张球囊（图 3-19C）。

（6）送入分支支架定位于分叉处，同时保证支架近端位于主支内 10 mm 以上（图 3-19D）。

（7）撤出主支导丝，充分扩张分支支架（图 3-19E）。

（8）通过位于主支内的分支支架网眼再次送入主支导丝并到达血管远端（图 3-19F）。

（9）撤出分支导丝，经主支导丝扩张分支支架近端，打通主支管腔（图 3-19G）。

（10）再次送入分支导丝并到达血管远端（图 3-19H）。

（11）经分支导丝送入球囊，充分扩张分支开口（图 3-19I）。

（12）经主支导丝送入高压球囊，定位于分叉处。

（13）同时扩张主支和分支球囊，对分叉处进行高压对吻扩张整形（图 3-19J）。

（14）先抽空分支球囊，再抽空主支球囊。

（15）先撤出分支球囊，再撤出主支球囊。

（16）造影评价即刻效果，必要时以 IVUS 或 OCT 评价分叉处支架置入质量（图 3-19K）。

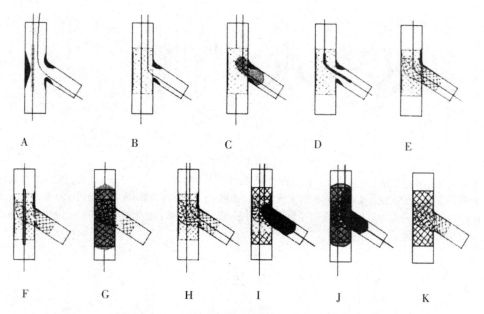

图 3-19　补救贯穿支架术主要操作过程

A. 向主支送入支架，准确定位于分叉处；B. 充分扩张主支支架后，经支架网眼送入分支导丝到达血管远端；C. 经主支支架网眼扩张分支开口后，撤出扩张球囊；D. 送入分支支架定位于分叉处，同时保证支架近端位于主支内 10 mm 以上；E. 撤出主支导丝，充分扩张分支支架；F. 通过位于主支内的分支支架网眼再次送入主支导丝并到达血管远端；G. 撤出分支导丝，经主支导丝扩张分支支架近端，打通主支管腔；H. 再次送入分支导丝并到达血管远端；I. 经分支导丝送入球囊，充分扩张分支开口；J. 同时扩张主支和分支球囊，对分叉处进行高压对吻扩张整形；K. 造影评价即刻效果

五、对吻支架术

对吻支架术（kissing stenting）一般应用于主支和分支都比较粗大且两个分支直径接近相等的分叉病变，根据两个支架头端接触的程度，可以进一步分为 Y 形对吻支架术和 V 形对吻支架术。其具体操作步骤如下：

（一）Y 形对吻支架术（Y stenting）

（1）分别向两个大分支送入导丝并到达血管远端（图 3-20A）。

（2）对分叉病变进行预扩张后撤出球囊，保留导丝。

（3）分别向两个大分支送入支架，使两个支架的远端覆盖各自的病变，近端在粗大的主支内平行排列（图 3-20B）。

（4）同时以相同压力扩张两个支架，在主支的中央形成由两层支架组成的金属中脊（图 3-20C）。

（5）同时抽空两个支架球囊并撤出分叉处。

（6）造影评价即刻效果，必要时以 IVUS 或 OCT 评价分叉处支架置入质量（图 3-20D）。

（二）V 形对吻支架术（V stenting）

（1）分别向两个大分支送入导丝并到达血管远端（图 3-21A）。

（2）对分叉病变进行预扩张后撤出球囊，保留导丝。

（3）分别向两个大分支送入支架，使两个支架的远端覆盖各自的病变，近端位于各自的分叉开口处；同时以相同压力扩张两个支架（图 3-21B）。

（4）同时抽空两个支架球囊并撤出分叉处。

（5）造影评价即刻效果，必要时以 IVUS 或 OCT 评价分叉处支架置入质量（图 3-21C）。

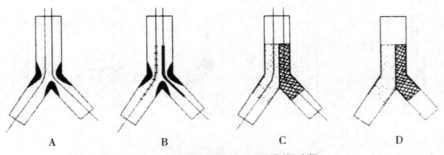

图 3-20　Y 形对吻支架术主要操作过程

A. 分别向两个大分支送入导丝并到达血管远端；B. 分别向两个大分支送入支架，使两个支架的远端覆盖各自的病变，近端在粗大的主支内平行排列；C. 同时以相同压力扩张两个支架，在主支的中央形成由两层支架组成的金属中脊；D. 造影评价即刻效果，必要时以 IVUS 或 OCT 评价分叉处支架置入质量

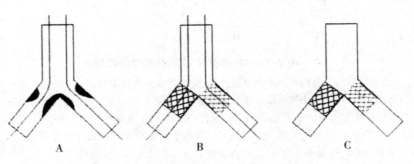

图 3-21　V 形对吻支架术主要操作过程

A. 分别向两个大分支送入导丝并到达血管远端；B. 分别向两个大分支送入支架，使两个支架的远端覆盖各自的病变，近端位于各自的分叉开口处；同时以相同压力扩张两个支架；C. 造影评价即刻效果

微信扫码
◆临床科研
◆医学前沿
◆临床资讯
◆临床笔记

第四章

头颈部疾病的介入治疗

第一节　鼻腔大出血

一、概述

鼻出血又称鼻衄，是临床常见症状之一，多因鼻腔病变引起，也可由全身疾病所引起，偶有因鼻腔邻近病变出血经鼻腔流出者。短时间内出血量成人 500 mL 以上、儿童 100 mL 以上，或出现休克危及患者生命时，称为鼻腔大出血。鼻出血病因大致可分局部和全身两大类。

1. 局部原因

外伤、气压性损伤、鼻中隔偏曲、鼻中隔穿孔、炎症（干燥性鼻炎、萎缩性鼻炎、急性鼻炎，急性上颌窦炎、鼻结核，鼻白喉，鼻梅毒等，因黏膜溃烂，易致鼻出血）、肿瘤（主要为鼻咽纤维血管瘤）、鼻腔异物、鼻腔水蛭等。

2. 全身原因

（1）血液疾病：血小板量或质的异常、凝血机制异常。

（2）急性传染病。

（3）心血管疾病：各种导致动脉压过高或静脉压增高的器质性心脏病和胸部疾病。

（4）维生素缺乏：缺乏维生素 C、K、P 等。

（5）化学药品及药物中毒：磷、汞、砷、苯等中毒，可破坏造血系统的功能；长期服用水杨酸类药物，可致凝血酶原减少。

（6）内分泌失调：代偿性月经不调先兆性鼻出血常发生于青春发育期，多因血中雌激素含量减少，鼻黏膜血管扩张所致。

（7）遗传性出血性毛细血管扩张症，肝、肾慢性疾病以及风湿热等。

二、临床表现

1. 鼻出血多为单侧，亦可为双侧；可间歇反复出血，亦可持续出血；出血量多少不一，轻者仅鼻涕中带血，重者可引起失血性休克；反复出血则可导致贫血。

2. 出血可发生在鼻腔的任何部位，但以鼻中隔前下区最为多见，有时可见喷射性或搏动性小动脉出血，鼻腔后部出血常迅速流入咽部，从口吐出。

3. 局部疾患引起的鼻出血，多限于一侧鼻腔，而全身疾病引起者，可能两侧鼻腔内交替或同时出血。

三、影像学表现

1. CT 及 MR 检查，可了解部分鼻出血的原因。多显示为局部动脉分支增粗增多等局部供血丰富征象。

2. 将栓塞术作为鼻出血首选治疗方法时，应遵循先鼻腔填塞后动脉造影诊断和栓塞术的程序。

3. 外伤性或肿瘤引起的鼻腔大出血可见肿块和出血的动脉分支破裂造影剂外溢。

四、临床治疗选择

鼻出血的治疗原则应是"先治标、后治本"，即首先尽快把血止住，然后施以病因治疗。

1. 小量出血，用一般鼻镜发现出血部位时，采用烧灼法、黏膜下剥离、瘢痕形成法、鼻内窥镜下电灼术即可达到良好止血效果。

2. 突发性严重出血，迅速止血甚为重要，可采取前鼻孔鼻腔填塞法、止血套填塞法、气压迫止血法、鼻后孔填塞法等，再进一步查找病因进行治疗。

3. 血管阻断术，鼻腔填塞后仍不能有效止血者，可考虑血管阻断术，包括颈外动脉结扎术、颌内动脉结扎术、筛前动脉结扎术、上唇动脉结扎术、翼腭窝注射法等。

4. 多数外伤性、血管性或其他局限性大出血应优先考虑动脉分支栓塞治疗，包括动脉分支栓塞术、假性动脉瘤孤立术、可脱性球囊栓塞术等。

5. 注重鼻出血的全身治疗：输血与输液、止血药物、相关疾病的病因治疗等。

五、介入治疗适应证

1. 外伤性或肿瘤引起的鼻腔大出血应将栓塞术作为首选方法。

2. 对于其他因素引起的鼻腔大出血应循鼻腔填塞后再动脉造影诊断和栓塞术的程序进行。

六、介入治疗技术

1. 造影前做好栓塞准备，患者造影后再次出血或出血加重，能迅速进行栓塞。

2. 常规股动脉途径血管穿刺和插管。

3. 选择性插管进入左、右颈总动脉和颈外动脉分支进行造影检查，初步了解出血部位和原因。

4. 超选择性插管进入靶动脉分支（图4-1），应尽可能超选择性插管，尽量接近出血点进行栓塞，必要时应使用微导管，超选择性插管后再行栓塞。

5. 根据疾病类型和出血部位选择栓塞剂，常选用明胶海绵颗粒或细条、不锈钢圈、微钢圈等。

6. 栓塞需在DSA监控下缓慢、低压、间歇进行。一旦观察到血流缓慢或栓塞剂反流，立刻停止栓塞。

7. 双侧颈外动脉造影均未见明显供血动脉，但患者出血症状明显，可行双侧颌内动脉及面动脉栓塞，栓塞完毕后再次造影以确认栓塞效果（图4-2）。

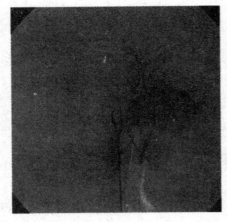 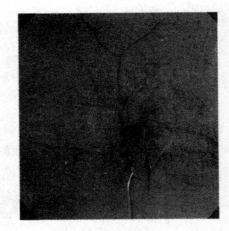

图4-1 鼻咽部超选择靶血管造影显示分支增多聚集　　图4-2 栓塞后造影复查显示异常分支闭塞

七、常见并发症与处理

1. 局部缺血症状：最常见，如头痛、发热、面部感觉减退等。一般只需对症处理即可，大多于1周后症状即消退。

2. 误栓：可产生严重的神经并发症如脑梗死、脑血管痉挛及偏瘫等。防治的关键在于栓塞前造影了解颈外动脉与颈内动脉及椎动脉有无异常"危险吻合"，明确供血动脉后应尽量在靶动脉分支深处进行栓塞。

3. 黏膜坏死或面神经缺血性麻痹：选择合适的栓塞剂，避免毛细血管水平的栓塞。

八、疗效评价

选择性动脉栓塞治疗鼻腔大出血的关键是能否发现出血动脉分支和进行有效的栓塞，若顺利完成超选择性插管和栓塞治疗，其治愈率为97%。

第二节　头颈颌面部血管畸形

一、概述

头颈颌面部血管畸形一般出生时即被发现，是胚胎血管丛异常发育所致，逐渐增大而终生不会发生自然消退。血管内皮细胞与正常血管细胞无差异性，组织内肥大细胞计数正常。有34%可累及骨而表现为脱矿、萎缩、肥大和破坏。

二、临床表现

头颈颌面部血管畸形主要由静脉起源或微静脉、动脉、淋巴管组合而成，由大小不等的血窦组成。

1. 中线型微静脉畸形（鲑鱼斑）

中线型微静脉畸形位于中线部位项部多见，也可位于额或眉间、人中，表现为淡粉色红色斑点，可融合，界限清楚。

2. 微静脉畸形（葡萄酒色斑）

微静脉畸形多发生于头颈部，常沿三叉神经分布，病变与皮肤表面平，周界清，呈粉红、鲜红色，大小不一，指压褪色可恢复。可逐渐增大、不消退。

3. 静脉畸形（海绵状血管瘤）

静脉畸形好发于口面部如颊、颈、眼睑、唇、舌、口底、腮腺及颈部。一般在皮下或黏膜下，呈淡蓝色或紫色，较深者皮肤、黏膜色泽正常，界欠清，压之体积缩小可恢复，可扪及静脉石，质软、光滑，体位试验阳性，穿刺抽出血液，血液可凝固。

4. 原发于颌骨内的静脉畸形（颌骨中心性血管瘤）

原发于颌骨内的静脉畸形主要为海绵型，其次为毛细血管型或两者混合，青年女性多见，80%为30岁以下，多见于下颌体部，上下颌1∶10。牙龈出血为常见症状，拔牙可引起喷射状大出血，也可突发大出血而危及生命。少数病例仅有颌骨膨胀而无出血症状。

5. 动静脉畸形（蔓状血管瘤，又称葡萄状血管瘤）

一种迂回弯曲、不规则和有搏动性的血管瘤，主要由显著扩张的动脉与静脉直接吻合而成，故又称先天性动静脉畸形。成年人多见，好发于颞浅动脉分布范围的颞部或头皮下组织，皮色不变或呈红斑状，可见皮下血管念珠状迂曲、搏动，听诊有吹风样杂音，局部皮温高，可与其他脉管畸形同在。

三、影像学表现

1. 造影见病变界限清楚，为高密度多叶实质显影，伴相应大小的滋养和引流血管。
2. CT表现为病变边界清，静脉期增强，对伴发的骨质损害有鉴别诊断价值。
3. MR对了解血管瘤部位大小、毗邻关系有很高价值。
4. DSA和彩色多普勒能较好地了解肿瘤血流动力学形态。
5. 彩色多普勒检查可了解病变大小、血管所占比例，对疗效评判亦有较高的参考价值。

四、临床治疗选择

表浅的病变可行物理治疗，深部病变需要美容手术或介入治疗。

任何原因引起外观及色泽改变的颌面部血管畸形均可采用动脉内栓塞或瘤腔内硬化注射治疗。

动脉栓塞治疗是目前较为常用且疗效肯定的方法，将栓塞剂通过供血动脉注入病灶内，达到血栓形成阻断血供的目的，适用于动静脉畸形及颌骨中心性血管畸形，特别对儿童颌骨血管畸形可防止手术导致的骨生长障碍，引起面部畸形、功能障碍和牙齿发育障碍等。

栓塞方法，临床有血流冲击法和直接经皮穿刺栓塞两种方法，前者在超选择性动脉造影基础上，选择恰当的栓塞剂、剂量和注射速度，栓塞后应常规动脉造影检查血流阻断范围，可重复多次动脉栓塞。后者则是在影像技术导向下，直接经皮穿刺供血动脉将栓塞剂注入病灶内，限于颈外动脉结扎或供血动脉近心端阻塞而侧支循环建立及微血管开放状态情况下的选择。

五、介入治疗适应证

1. 血管畸形引起局部形态变化或器官外观异常者。
2. 因病变较大影响器官功能者。
3. 病变占位效应明显可能造成后果者。
4. 手术后或硬化剂注射后复发者，可以在再次栓塞或硬化剂注射治疗。

六、介入治疗禁忌证

1. 造影检查有"危险吻合"，且无法避开者。
2. 无水酒精过敏者，可考虑用平阳霉素。
3. 心肺肾功能不全者。

七、介入治疗技术

高流量病变，一般采用血管内介入治疗。

1. 小儿手术操作过程应在插管全身麻醉下进行，成人在局麻下即可。
2. 常规行全脑血管造影 DSA 检查，并分别行颈内动脉、颈外动脉及椎动脉造影，详细了解供血动脉、瘘口位置、引流静脉及类型（图 4-3）。
3. 将导引导管或造影导管引至颈外动脉的靶血管内。
4. 微导管同轴超选择性进入到异常血管团内，栓塞前造影显示的只能是异常血管团和回流静脉，而供应动脉分支近端不显示，表明微导管位于异常血管团的中央。
5. 用微小的颗粒栓塞剂栓塞动脉分子，或注射平阳霉素＋碘油悬混液。一般应严格禁止使用无水乙醇等液态栓塞剂，以免造成皮肤或黏膜坏死。
6. 若病变与皮肤黏膜血管无关，可经到位的导管推注无水乙醇进行细致栓塞，每一次推注后需等待 10 ~ 15 min 后再次行造影，根据造影情况判断是否再次推注以及推注多少。无水乙醇一次用量需低于每千克体重 1 mL，每次总量小于 50 mL。
7. 颌骨中央性动静脉畸形的单囊型，需首先直接穿刺到达颌骨中央释放弹簧圈降低病变的流速，然后注射无水乙醇或平阳霉素。
8. 术后动脉造影，了解异常血管团是否完全闭塞（图 4-4）。
9. 穿刺部位加压包扎。
10. 全身麻醉患者苏醒后行常规神经系统检查，观察有无神经缺失体征，特别注意观察视力情况以及有无面瘫发生，有则对症处理。
11. 严密观察患者的生命体征，检测血压、心率、呼吸、瞳孔、意识、语言、感觉和运动等。
12. 消肿和预防感染术后静脉滴注地塞米松和抗生素 2 ~ 3 d。

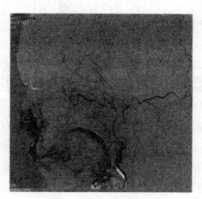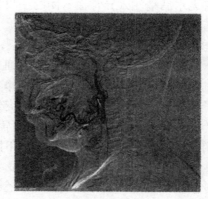

图 4-3　颜面部血管畸形　　　　图 4-4　颜面部血管畸形栓塞术后异常分支闭塞

低流量的病变，其供养动脉细小，不能经血管内栓塞治疗，一般采用局部直接穿刺硬化剂治疗。

常用的血管瘤硬化剂有鱼肝油酸钠、奎宁、乌拉坦、无水酒精等，使用时与一定量的造影剂、地塞米松和平阳霉素混合呈乳剂，按照肿瘤的大小确定注射剂量，直接注入瘤体内。其中，硬化剂可造成血管内凝血、动脉细小分支强烈收缩、血管内皮细胞皱缩、肿胀、坏死；平阳霉素（pingyangmycin，PYM）是平阳链球菌产生的抗肿瘤抗生素，主要成分具有破坏血管内皮细胞、抑制异常内皮增生的作用；造影剂主要是观察注射时硬化剂的分布和扩散范围；皮质激素可以减轻硬化剂治疗后的水肿和疼痛。

使用时将硬化剂、激素、造影剂和平阳霉素按一定比例配合，常用的两种硬化剂配用比例如下：①平阳霉素 8 mg + 地塞米松 4 mg + 2%利多卡因 4 mL + 76%泛影葡胺 4 mL，配制成 10 mL 的治疗单位；②无水酒精与造影剂的比例为 2 ∶ 1。

具体方法如下。

1. 常规影像学检查，了解病变范围及其与周围重要结构的关系，特别了解是否侵犯颅内。

2. 用细针穿刺瘤体，将针尖尽可能接近瘤体中央或基底部。

3. 注射一定量造影剂，了解造影剂在瘤体内的扩散速度、范围、有无明显的引流静脉、对周围组织有无明显刺激等，确定可否注射硬化剂及其用量。

4. 待组织内造影剂消散后，将穿刺针尖调整到瘤体中部，缓慢注射硬化剂，直至混合造影剂的硬化剂接近边缘或到达瘤体包膜。但一次使用剂量不能超过一个单位，较大的病变需要分散注射。

5. 注射结束后局部轻压包扎，对局部症状做对症处理。

八、特殊并发症与处理

1. 组织坏死

（1）栓塞微导管未能到达异常血管团中央，在供血动脉内便行栓塞。

（2）采用局部穿刺进行栓塞时，病变破裂、造影剂积聚，无水酒精未能弥散。

（3）注射无水乙醇后，未能耐心等待 10 ~ 15 min 后便开始再次注射，注入量过多并反流入动脉。

（4）采用压迫回流静脉的方法降低病变流速过快时，无水乙醇发生逆流入供血动脉。

为防止组织坏死，术中一定需将微导管或穿刺针置于异常血管团的中央；每次治疗不能急于求成，需分次进行；无水乙醇的注射剂量需严格控制，每次注射后需等待 10 ~ 15 min 后造影，再决定是否再次注射。一旦发生组织坏死，坏死区组织的颜色首先变暗、然后变黑，最后脱落。这时，可进行局部热敷和使用血管扩张剂，以减少坏死的面积。时机适当时，行局部清创和二期修复。

2. 误栓或意外栓塞误栓

误栓或意外栓塞误栓可导致相应的神经功能障碍。其原因主要有栓塞剂通过"危险吻合"栓塞了供应正常的脑组织的动脉。为防止误栓的发生，首先要孰知颈外动脉系统的血管解剖，孰知颈外动脉与颈内动脉以及颈外动脉与椎动脉"危险吻合"的存在部位，栓塞前仔细造影，认真观察并加以避免；另外，一定要保证将无水酒精注入异常血管团的中央，特别是最后栓塞时需掌握栓塞剂的注射量、注射速度，防止反流；其次可在栓塞前做区域性功能试验，以避免误栓的发生。

3. 心肺功能意外

部分无水酒精流入肺动脉，肺动脉的毛细血管痉挛，并导致肺动脉压力升高。如果这种状况得不到及时纠正并进一步恶化，则会发生心源性心律失常以及心肺功能意外。局麻病例中表现为患者的剧烈咳嗽和呼吸困难，全麻病例中表现为气道阻力突然增加，可伴不同程度的血氧饱和度下降。症状轻者可通过暂停注射、吸氧等治疗自动缓解；症状重者需静脉注射硝酸甘油，硝酸甘油是平滑肌强有力的扩张药，对静脉作用明显，肺血管床扩张，肺动脉压下降。一旦发生肺动脉压力升高，立即停止注射无水乙醇；如果肺动脉压力仍不能恢复，可经 Swan-Ganz 导管滴注硝酸甘油，这样可有效地缓解肺动脉压力。有经验显示肺动脉高压往往是一次性大剂量无水乙醇流过肺动脉所致，因此应采取分次、少量推注无水乙醇的方法。

4. 暂时性血红蛋白尿

暂时性血红蛋白尿主要出现在大剂量使用无水乙醇栓塞的病例中。无水乙醇进入血液循环系统后直接破坏红细胞、血小板等。导致大量血红蛋白入血，并通过肾脏排泄。临床上观察到尿液成深红色或酱油色。一般注射较大剂量的无水乙醇后应该注意加大补液量并碱化尿液。目前文献报道和我们临床中均未观察到肾脏损害病例。

5. 无水乙醇过敏

静脉推注地塞米松可明显改善过敏症状。治疗前应仔细询问乙醇过敏史，术中应严密观测患者局部及全身情况变化。出现过敏后应立即中止无水乙醇注射并视病情轻重予相应脱敏、镇静、吸氧、抗休克治疗。

九、疗效评价

1. 成功的颅面部血管畸形的无水乙醇栓塞，对于局限性的病变可以达到根治的目的。

2. 对于晚期的弥散性病变，可以达到控制病变发展以及缓解临床症状的目的。临床表现为栓塞后局部搏动消失，表面的紫红色泽变暗，动静脉畸形所引起的膨隆明显改观，局部的皮温下降以及扩张的回流静脉复原。

3. 栓塞治疗后 1、2、3 年的随访造影，异常血管团完全消失，可以作为颅面部血管畸形的首选治疗。栓塞治疗的并发症小于 5%。

4. 颅面部血管畸形介入栓塞治疗中，常见的医源性错误是靠近病变的弹簧圈栓塞，这不仅不能治疗病变，还会进一步恶化病变并阻止后续的血管内治疗。面上 1/3 以及鼻背部动静脉畸形的血供来自颈内动脉的眼动脉支，血管内栓塞有导致失明的危险，该部位动静脉畸形的治疗应以局部穿刺栓塞为主。

第三节　鼻咽纤维血管瘤

鼻咽纤维血管瘤（angiofibroma of nasopharynx）常发生于 16 ~ 25 岁男性青年，瘤中含有丰富血管，容易出血，故又名"男性青春期出血性鼻咽血管纤维瘤"。一般在 25 岁以后可能停止生长。因其源于颅底，肿瘤生长扩张能力强，又有凶猛的大出血，发展迅速，故临床上虽属良性，但一般按急重症处理。

一、病因病理

本病病因尚不明确，可能与性激素、发育异常、炎症刺激等因素有关。肿瘤起源于鼻咽顶部的纤维组织及血管组织，多为圆形、椭圆形，基底广或有带，瘤体深红或灰红色，表面光滑，有类似鼻黏膜的上皮覆盖，但无包膜，上皮下可见明显扩张的血管，血管壁薄，为单层上皮，其下为平滑肌，缺乏弹性组织，不易收缩，易大出血。组织学特点是成熟的结缔组织内有丰富的管壁薄弱而无弹性的血管，故极易出血。虽然组织学上为良性肿瘤，但无包膜，具有浸润性生长的特点，肿瘤可逐步增大，可压迫邻近骨壁，侵入鼻窦、眼眶、翼腭窝，甚至破坏颅底而造成严重后果。

二、临床表现

可因肿瘤原发部位、大小、生长速度、扩展方向及有无并发症而异。

1. 反复鼻出血：为最重要的症状。小的肿瘤仅局限在鼻咽部者，出血量并不多，有时仅涕中带血。待瘤体长大，则易反复鼻出血，或由口中吐出，有时出血量可达数百毫升，往往不易止住，即使填塞也难以控制。由于大量或长期出血，患者多伴有不同程度的贫血。

2. 进行性鼻阻塞：肿瘤向前伸展，堵塞后鼻孔，可引起一侧或两侧鼻阻塞，鼻塞重时用口腔呼吸，睡眠发出鼾声，说话呈闭塞性鼻音，咽部常有干燥感。

3. 邻近器官的压迫症状：如肿瘤压迫咽鼓管咽口，则可发生耳鸣、耳痛及听力减退等症状。破坏颅底及压迫脑神经，则有头痛及脑神经麻痹。若肿瘤侵及眼眶、翼腭窝或颞下窝，则致眼球突出、视力减退、颊部或颞颧部隆起及三叉神经痛。较大肿瘤突入口咽部，可使软腭膨隆、饮食困难。

4. 扩展方向及范围：①直接扩展 – 蝶窦、筛窦、鼻腔及口腔；②经蝶腭孔，咽鼓管咽口处 – 翼腭窝；③经翼腭窝 – 眶下裂、颞下窝；④经眶下裂 – 眼眶；⑤经蝶窦 – 颅中窝。

三、影像学表现

1. 鼻咽部软组织肿块，大小不一。
2. 肿块大部分边界清楚。
3. 质控大部分密度或信号均匀，较大病灶内可见坏死区。
4. 翼腭窝的扩大增宽，上颌窦后壁受压前移但无骨质破坏，这是其特征性表现。
5. 有沿自然孔道蔓延趋势，可造成对周围骨质的压迫塑形或吸收破坏。
6. 增强后显著强化。

四、临床治疗选择

鼻咽部纤维血管瘤属于高血供良性肿瘤，目前治疗仍以手术切除为主。

因在鼻咽部缝隙中生长，术中出血凶险，手术难度大且术后常易复发。因此血管造影及介入栓塞为了解肿瘤的血供来源及防止书中出血过多、术后复发情况有很大帮助。其优点归纳如下：造影诊断及介入栓塞紧密结合，可为手术提供精准的解剖信息；栓塞后可大大减少术中出血量，降低手术风险；栓塞后术中出血减少，可为手术提供良好视野，缩短手术时间；介入栓塞后一定时间内，肿瘤体积因缺血会逐渐减小，提高手术全切率；介入造影可明确肿瘤血供，提高术中止血效率；减少术后肿瘤复发率。

五、介入术前准备

1. 血液常规、出凝血时间、血型检查。
2. 心电图、肝肾功能检查。
3. 影像检查：确定病变侵犯的范围和排除肿瘤性病变。
4. 造影栓塞材料：穿刺针、5 F 导管鞘、4～5 F 猎人头或西蒙导管、微导管、非离子型造影剂，栓塞用明胶海绵、聚乙烯泡沫醇、丝线或弹簧圈等。

六、介入治疗程序

1. 手术准备：常规消毒铺巾，常规选择右侧股动脉入路，大多数患者采用局麻即可。
2. 穿刺插管：采用 Seldinger 技术动脉插管，在导丝引导下，采用适当插管技术进入双侧颈动脉。
3. 造影检查：行双侧颈内动脉及颈外动脉造影，明确肿瘤供血动脉及肿瘤染色情况、有无静脉早现、颅内外动脉之间有无危险吻合等情况，以确定介入治疗方案（图 4-5）。
4. 超选择性插管：超选择性插管至肿瘤供血动脉分支，一般为颈外动脉的上颌支，超选择性插管到位后即可行栓塞治疗，若存在颈内、外动脉危险吻合，则用微导管避开正常血管分支和危险的吻合通道再行栓塞治疗。

5. 血管分支栓塞：血管分支栓塞选取明胶海绵颗粒（0.5 mm×1.0 mm）或聚乙烯醇（PVA）颗粒（250～300μm），与适量对比剂混匀后进行栓塞；血管分支粗大且超选择性插管满意者亦可选择适当规格弹簧圈进行栓塞。栓塞时应在透视监视下缓慢、匀速地推入，如见对比剂流速缓慢或出现停滞时应停止推注（图4-6）。

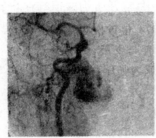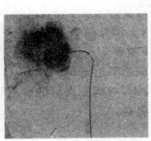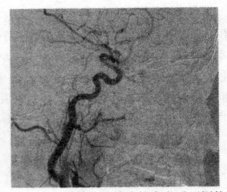

图4-5　鼻咽纤维血管瘤影像（左图为正位；右图为侧位）图4-6　鼻咽纤维血管瘤栓塞术后（侧位）

6. 造影复查：略后退导管并确认导管内无栓塞剂残留，用较低的速率注射造影剂复查栓塞情况，以防止导管内残留栓塞剂溢出导致其他血管特别是颈内动脉分支的意外栓塞，直至肿瘤染色大部或全部消失则可结束治疗。

7. 术后处理：严密观察判断有无颈内动脉栓塞并发症，拔管后局部压迫止血后加压包扎，严格制动24 h，并观察穿刺点有无渗血或出血，检测患者生命体征。

七、并发症与处理

1. 颈内动脉分支栓塞

颈内动脉分支栓塞是最危险的并发症，可立即显现偏瘫、失语等颅内栓塞症状。应尽量使用微导管，超选插入肿瘤供血血管，尽量减少正常血管被误塞；注入栓塞剂时应在透视下尽量缓慢注入，防止栓塞剂反流造成血管误栓；造影复查应时应确认导管内无栓塞剂残留，适当后退导管并低速注射以免将栓塞剂冲出栓塞的分支。

2. 颈外动脉分支栓塞

颞浅动脉、枕动脉、颌内动脉栓塞后可发生周围性面瘫，部分患者也可出现头皮痛。用地塞米松及改善微循环药物即可缓解症状。

微信扫码
◆临床科研
◆医学前沿
◆临床资讯
◆临床笔记

第五章

胸部疾病的介入治疗

第一节　大咯血

咯血是指喉部以下的呼吸器官（即气管、支气管或肺组织）出血，并经咳嗽动作从口腔排出的过程。大咯血由于失血严重、窒息等因素易危及生命，而长期反复的中少量咯血则给患者生活质量及疾病控制带来许多不利因素。国外学者 Remy 于 1974 年首次采用支气管动脉栓塞治疗大咯血获得成功。此后数十年随着介入技术的不断完善与发展，微导管及其他介入器材出现，通过介入方式治疗咯血的成功率达到80% 以上，已成为临床首选的方法。同时，结合相关影像学（CTA 等）术前辅助检查，对病变血管的解剖、变异等熟悉，提高了栓塞的成功率，止血的近期与远期效果都得到提高。

一、病因与病理

1. 气管、支气管疾患：急慢性支气管炎、支扩（支气管扩张）、肿瘤、异物、创伤、血管畸形。
2. 肺实质疾患：感染（TB、肺炎、脓肿、肺吸虫）、免疫性疾病。
3. 肺血管疾患：肺栓塞、左房高压（二尖瓣疾病）。
4. 其他：凝血功能异常、子宫内膜异位。
5. 大咯血的出血来源主要是支气管动脉。支气管动脉担负着支气管壁、肺间质、胸膜、肺动脉壁及部分纵隔结构的血供，病变对支气管或肺间质造成破坏，支气管动脉分支破裂，即可发生咯血乃至大咯血。某些少见病变侵蚀的是肺动脉分支，如肺动静脉畸形、肺动脉瘤等，肺动脉成为出血的主要来源。

二、支气管动脉解剖基础

支气管动脉发自降主动脉，变异很多，主要分为以下几种。

1. 开口通常在气管隆突水平附近第 5 ~ 6 胸椎高度：左侧支气管动脉多有两支，通常从主动脉左后壁发出；右侧支气管动脉多为 1 支，且多与右侧第 3 或第 4 肋间动脉共干，称为肋间 - 支气管动脉干，发自主动脉右侧壁或右侧壁偏后方。左右支气管动脉开口彼此接近。
2. 异位支气管动脉：起源超出第 5 ~ 6 胸椎高度水平，如主动脉弓、胸廓内动脉、甲状颈干、头臂动脉、心包膈动脉、腹主动脉等。异位支气管动脉的分支走向与主支气管基本一致。
3. 非支气管性体动脉侧支：来源于肋间动脉、锁骨下动脉、胸廓内动脉、膈下动脉等，个别起源于肝动脉、肠系膜上动脉等，其特点是来自胸部体动脉向支气管和肺动脉供血的侧支，经粘连的胸膜或肺韧带进入肺实质，走向与主支气管不一致。
4. 侧支循环：支气管动脉以外的侧支血管参与病灶供血是最常见的介入治疗大咯血后急性复发出血的原因之一，也是内瘘血栓常见原因，因此进行支气管动脉及非支气管体动脉造影是避免内瘘血栓的前提（图 5-1）。

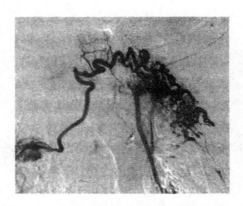

图 5-1　支气管动脉分支增粗及侧支循环建立

三、临床表现

1. 症状：发热、胸痛、呛咳、脓痰。

2. 咯血量：少量咯血指 24 h 咯血量不足 100 mL 者；中量咯血指 24 h 咯血量在 100 ～ 500 mL；大量咯血指 24 h 咯血量超过 500 mL，或一次咯血量超过 100 mL，或每天咯血量 100 mL 以上持续 3 ～ 7 d 者。后者约占整个咯血患者的 5%，但死亡率高达 7% ～ 32%。

3. 常见病因推断：痰中带血为肺癌、肺结核、慢性支气管炎、肺炎、支气管结核；少量咯血为肺

及侧支循环建立结核、肺脓肿；中量咯血为肺结核、支扩、二尖瓣狭窄；大量咯血为支扩、肺结核空洞、晚期肿瘤等。

4. 颜色和性状：鲜红为肺结核、支扩、支气管结核等；铁锈色为肺炎球菌肺炎、肺吸虫病、肺泡出血；砖红色胶冻样为肺炎杆菌肺炎；暗红色为二狭肺瘀血；浆液性粉红色泡沫样为左心衰肺水肿；黏稠暗红色为肺梗死。

四、影像学表现

影像学检查包括 X 线摄影、CT、DSA 及纤维支气管镜。

1. X 线检查：可表现为肺叶内斑片状高密度影，以下肺叶多见，当肺内积血咳出后，短期内病灶影像可见明显变化。

2. CT 及 CTA 检查：除显示原发病灶部位外，可直接显示咯血的责任血管及其他异常情况，如右肺动脉缺如、肺动静脉瘘、肺动脉广泛栓塞，减少难治病例和复发病例的发生。最大密度投影技术（MIP）对细小支气管动脉显示最好；容积再现（VR）图像最直观，可立体显示支气管动脉的三维解剖情况，多平面重组技术（MPR）作为横断位图像的补充，最新方法是支气管动脉智能追踪技术的应用（图 5-2）。

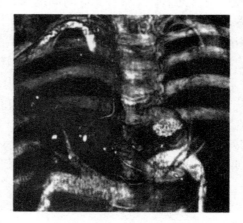

图 5-2　支气管动脉分支增粗增多 MPR 像

3. DSA：选择性动脉造影是确认责任血管最直接和重要方法。常见表现为支气管动脉增粗、走行纡曲，病灶血管增多、紊乱异常，造影剂渗漏，支气管动脉、肺动脉瘘形成，体循环与肺循环分流等。肱动脉与腋动脉阻断方式、锁骨下动脉造影方式对于显示异位起源（如以锁骨下动脉近端的血管）有很高的实用价值。

4. 纤维支气管镜：对病因诊断不清，疗效不佳，主张咯血期间及早施行。可更准确地明确出血部位、显著提高咯血病因诊断的正确率，为治疗方法的选择和实施提供依据（如手术、动脉栓塞术等），亦可直接对出血部位进行局部止血。

五、临床治疗选择

1. 少量咯血：一般治疗，镇静、休息和对症治疗。

2. 大咯血：保证气道开放，取头低脚高 45° 俯卧位，拍击健侧背，保持充分体位引流，或刺激咽部以咳出血块；补充血容量，纠正休克；高浓度吸氧，保持气道通畅和供氧；有休克的患者，应注意保温；经鼻插入气管吸引，以排除管腔内的堵塞；危急者应立即做气管内插管，吸除堵塞的血块；注射可拉明、洛贝林，注意纠正心力衰竭。

3. 药物止血：垂体后叶素具有强烈的血管收缩作用，可使肺小动脉收缩，血管破裂处血栓形成而止血，是大咯血的常用药。立止血（巴曲酶）为一种新型的止血药，可促进出血部位血小板聚集，起类似凝血激酶的作用。维生素 K 能促使肝脏合成凝血酶原，促进血凝。

4. 支气管镜止血。

5. 人工气腹、人工气胸：若出血部位明确，可采用人工气胸法；若出血部位未明，出血来自下肺者，或无手术指征者，可用人工气腹疗法。

6. 紧急外科手术治疗：手术时机十分重要，过早则患者咯血不止，一般情况差、移动、插管等均可能引发再次大咯血；过晚则随时有危险发生，原则上不宜久等。手术原则：以切除最小肺组织，达到根除最大出血病肺为目的。为保留更多健肺功能，以单肺切除为主。

六、介入治疗适应证

1. 急性大咯血，内科治疗无效。
2. 反复咯血，不适宜手术治疗或拒绝手术治疗者。
3. 经手术治疗又复发咯血者。
4. 不明原因咯血，纤维支气管镜检查仍不能明确诊断者。

七、介入治疗禁忌证

1. 肺瘀血。
2. 双肺弥漫性小动静脉畸形；支气管动脉与脊髓动脉有交通，解剖关系复杂无法超选。
3. 严重出血、感染倾向；碘造影剂过敏；严重心、肝、肾功能衰竭。

八、介入术前准备

1. 患者准备：碘过敏试验、建立静脉输液通道、镇静、保持呼吸道通畅、吸氧等。因大咯血病情变化快、病情危重，应及时施治。尽可能向患者介绍手术过程，争取患者配合。

2. 器械准备：除穿刺针、导丝、导管鞘外主要是导管，常用 Cobra 导管、Yashiro 导管、Headhunter 导管等；气管切开包、吸痰器等。

3. 药物准备：造影剂、各种抢救药物、栓塞物质如明胶海绵颗粒、弹簧钢圈、微球、组织黏合剂（IBCA）、无水乙醇等。

九、介入治疗操作规程

1. 血管穿刺：腹股沟区备皮、消毒、铺巾，局部浸润麻醉。采用 Seldinger 技术穿刺股动脉，并插入 6 F 动脉鞘。

2. 插管造影：一般选用 5 F 或 6 F Cobra 导管，在透视下将导管口送至胸主动脉气管隆突水平后，缓慢、轻柔地上下推拉并轻轻地旋转导管，重点在第 5 ~ 6 胸椎水平主动脉后壁和侧壁。当导管头有嵌顿或挂钩感时固定导管，用 1 ~ 2 mL 造影剂试注确认是否为支气管动脉开口。技术要点是首先寻找正常起源的支气管动脉及肋间动脉，在不能显示支气管动脉分支与出血的关系时可行肱－腋动脉阻断后于锁骨下动脉（左或右）造影，可使同侧锁骨下动脉近端、胸廓内动脉全程及终末血管充分显影，最后探查腹主动脉起源的膈动脉、食管固有动脉、腹腔干等。

3. 栓塞治疗：当造影明确出血部位时，可用微导管避开脊髓动脉分支超选择性插入靶血管，即可进行栓塞治疗。常用栓塞剂有明胶海绵、弹簧钢圈、聚乙烯醇（PVA）、组织黏合剂等。使用明胶海绵栓塞时，将明胶海绵颗粒与稀释造影剂混合，然后用 1 mL 超滑注射器在 X 线透视监视下缓慢将栓塞剂经微导管注入靶血管内，至靶血管血流明显减缓或停止。若为多支支气管动脉出血，应采用相同的方法——栓塞。异常粗大病变血管可以先行大直径 PVA 或弹簧圈栓塞，再用明胶海绵填堵主干，达到巩固栓塞效果（图 5-3）。若遇到广泛纤细病变血管，微管无法插入时，多采用弹簧圈进行远端血管截流。

4. 侧支循环处理：出血动脉被栓塞后，通过对其余支气管动脉或肋间动脉等全面仔细检查，确认出血血管均被栓塞后再拔除导管。

5. 灌注治疗：如果导管无法避开脊髓动脉或导管不能牢固地楔入支气管动脉，则可采用灌注治疗，即经导管向出血的支气管动脉内低速灌注止血药物。常用的止血药物是血管加压素，灌注剂量以 0.2 U/min 为宜，灌注 20 ~ 30 min 后复查血管造影。注意灌注止血亦可引起脊髓缺血并发症，应根据观察情况处理。肺癌合并大咯血在栓塞的同时行化疗灌注，促使肿瘤缩小，降低术后咯血复发的概率（图 5-4）。

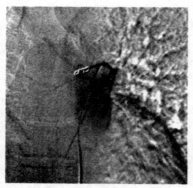

图 5-3　弹簧圈栓塞支气管动脉分支后远端分支闭塞

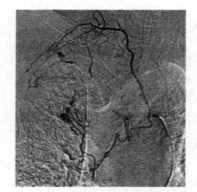

图 5-4　右上支气管动脉栓塞后侧支循环供应，需要局部灌注止血

十、术后处理

确认出血动脉均被栓塞后拔除导管，穿刺点压迫止血后用绷带加压包扎。穿刺侧肢体制动 6 ~ 8 h，平卧 24 h。

临床监护脉搏、血压、呼吸、穿刺局部有无渗血、出血或血肿形成、足背动脉搏动等。吸氧、及时清除咳出的凝血块以保持呼吸道通畅。使用抗生素预防感染。

十一、并发症及防治

1. 血管损伤：多与术者操作不当有关，多见于血管硬化病例，遇此情况时，尽量避免导管及导丝反复插入病变血管，尽可能选用微导管栓塞。一旦血管内膜损伤，易导致动脉分支开口闭合，手术无法进行；其次可形成血肿，患者出现背部疼痛。

2. 脊髓损伤：支气管动脉栓塞最严重的并发症，其直接原因是高浓度的造影剂进入脊髓动脉造成脊髓细胞损伤和栓塞剂阻断了脊髓血供。术后数小时即可出现感觉障碍、尿潴留、偏瘫甚至截瘫，2～3 d 达到高峰。防治措施包括使用非离子型造影剂、超选择性插管避开脊髓动脉、防止栓塞剂反流等。一旦患者出现剧烈背痛、下肢异常感觉时，应迅速注入地塞米松 5 mg 并撤出导管。如脊髓损伤已经发生，静脉滴注低分子右旋糖酐、地塞米松，等渗生理盐水置换脑脊液等治疗措施可减轻症状。绝大部分患者经治疗在数天至 2 个月内可逐渐恢复或部分恢复，也有少数患者为不可逆性损伤。

3. 异位栓塞：主要原因是导管头没有深入支气管动脉或栓塞剂反流，造成非靶器官的栓塞，异位栓塞部位多为下肢和肠道。

4. 栓塞后反应：发热、胸闷、肋间痛、胸骨后烧灼感、吞咽疼痛等是支气管动脉栓塞后常见的反应，主要是由于纵隔和肋间组织缺血引起，常见于支气管动脉与肋间动脉共干者。一般经对症处理 1 周内可逐渐缓解。液态栓塞剂如无水乙醇等可造成末梢血管床栓塞，引起较严重的缺血，从而导致肋间皮肤的带状坏死，一般应禁用。

第二节 支气管肺癌

一、概述

支气管肺癌是肺部最常见的原发性恶性肿瘤，首选的治疗方法是外科手术，对失去手术机会、术后复发的患者常采用局部放疗、静脉化疗等方法治疗。支气管动脉灌注及栓塞也已成为肺癌姑息治疗的主要方法之一。

二、病因与病理

1. 病因：肺癌发病原因不明，其发生与吸烟、空气污染、肺内慢性炎症等有关。

2. 大体类型：根据肿瘤的发生部位，肺癌分为中央型肺癌，周围型肺癌和弥漫型肺癌等三型。

3. 组织学类型：鳞状细胞癌多位于较大支气管，男性多于女性，生长较慢，转移出现晚。腺癌发生在支气管黏膜上皮和腺体，多为周围型，女性较多，容易转移。小细胞未分化癌的恶性程度高，多发于肺门附近的大支气管，倾向于黏膜下层生长。常有明显浸润和淋巴结转移。大细胞未分化癌可发生在肺门附近或肺边缘的支气管。

4. 肺癌血供：肺癌的血供主要来源于支气管动脉，部分尚有肺动脉供血。靠近内侧的病灶以支气管动脉供血为主，越靠近外围的病灶肺动脉供血越多。还有部分肿瘤接受双支气管动脉血供和其他体循环血管供血。肿瘤越大，接受多支供血的机会越多。肺门或纵隔淋巴结转移时，由该区域的支气管动脉分支供血。由于支气管动脉是中晚期肺癌的主要供血血管，因此支气管动脉血管造影基本上能够了解肿瘤的血供情况。依据支气管动脉分支、新生肿瘤血管及肿瘤染色情况，可将支气管肺癌分为富血型、乏血型和较多血型三种。

三、临床表现

肺癌早期可无任何症状，多在体检时发现。常见症状为刺激性干咳、痰中带血，还可有胸痛、胸闷、气短、呼吸急促、发热等症状。肺癌转移可出现持续性胸痛、膈肌麻痹、声嘶和上腔静脉压迫综合征等。晚期肺癌有消瘦、贫血、恶病质以及肺外表现，如杵状指（趾）和肺性骨关节病等。

四、影像学表现与诊断

1. X线表现：肺癌的直接征象主要有肺门或肺野肿块、支气管壁增厚、支气管腔内肿块、支气管腔狭窄、阻塞等。间接征象有阻塞性肺气肿、阻塞性肺炎及阻塞性肺不张等。

2. CT 表现：除更清楚地显示肺内或肺门区肿块、支气管壁增厚、狭窄、阻塞外，更易显示纵隔淋巴结肿大、纵隔胸膜侵犯等。而 CT 引导下经胸肺肿物穿刺活检是重要的获取细胞学、组织学诊断的技术。

3. 支气管动脉 DSA：富血供的肿瘤可显示支气管动脉增粗、扭曲，丰富的新生肿瘤血管呈粗细不均、网状分布、紊乱、僵硬、不规则狭窄，肿瘤染色浓、深。肺门或纵隔淋巴结转移时，该区域亦可见肿瘤血管及肿瘤染色。乏血型肿瘤少见，支气管动脉分支少或无，亦见不到明显的新生肿瘤血管，肿瘤染色很淡或看不到。

五、临床治疗选择

肺癌应当采取综合治疗的原则，即根据患者的身体状况，肿瘤的细胞学、病理学类型、侵及范围（临床分期）和发展趋向，采取多学科综合治疗（MDT）模式，根据疾病分期，有计划、合理地应用手术、化疗、放疗等治疗手段，以期达到根治或最大程度控制肿瘤，提高治愈率，改善患者的生活质量，延长患者生存期的目的。经导管支气管动脉内靶向性化疗药物灌注，可以显著提高化疗药物的血药浓度。

随着人口老龄化，肺癌患者的并发症或基础疾病越来越多，不适合做传统的开胸手术，而各种微创治疗（血管性介入及射频消融、微波消融、冷冻消融、放射性粒子植入等非血管性介入）以及分子靶向治疗等疗法可作为不能或不愿手术患者的治疗选择。本节以介绍血管内介入为主，局部消融可参考有关章节。

六、介入治疗适应证

1. 肺癌晚期，已发生近距离和 / 或远距离转移，失去手术治疗机会者。
2. 患者高龄，重要脏器功能不良，不能耐受外科手术治疗者。
3. 拒绝外科手术治疗者。
4. 外科手术治疗后肿瘤复发。
5. 外科手术前介入治疗，以防止肿瘤扩散，便于肿瘤切除。

七、介入治疗禁忌证

1. 严重出血，有感染倾向，碘造影剂过敏。
2. 严重心、肝、肾功能衰竭。

八、术前准备

1. 明确诊断：除常规影像学检查外，必须行纤维支气管镜或经皮穿刺活检明确诊断，必要时行头颅 CT 扫描，了解颅内有无转移。
2. 患者准备：碘过敏试验、出凝血时间、心电图、肺功能等检查，告知病情，签手术同意书。
3. 器械准备：穿刺针、超滑导丝、导管鞘、导管。
4. 药物准备：造影剂、化疗药物、明胶海绵颗粒（1 mm×1 mm×2 mm）。

九、介入治疗操作常规

1. 穿刺插管：腹股沟区消毒、铺巾，局部浸润麻醉。采用 Seldinger 技术穿刺股动脉，并插入 6 F 动脉鞘。选择合适的导管，一般选用 5 F 或 6 F 的 Cobra 导管，于透视下将导管口送至胸主动脉气管隆突水平，缓慢、轻柔地上下推拉并轻轻地旋转导管，当导管头有嵌顿或挂钩感时固定导管，用 1 ~ 2 mL 造影剂试注。根据病变位置行左侧、右侧或双侧支气管动脉插管。

2. 造影：一般造影剂用量为 4 mL，流速 1 ~ 1.5 mL/s。造影时用高压注射器更易控制造影剂流率，可减少并发症的发生。若实质期肿瘤染色不完整、边缘出现残缺，往往说明是多支动脉供血，应仔细寻找。

3. 灌注化疗：需确认导管头已避开脊髓动脉开口。化疗药物的选用及配伍应根据肺癌的不同组织学类型，非小细胞肺癌一般为 PDD 100 ~ 150 mg、EADM 80 ~ 100 mg、MMC 10 ~ 20 mg，小细胞肺癌用

PDD 100 ~ 150 mg、EADM 100 mg、VP-16 400 mg。将选择的化疗药物分别溶于等渗盐水中，在 30 min 内依次经导管灌注。

4. 栓塞治疗：多用于肺癌患者大咯血的治疗。支气管肺癌栓塞常用大小为 1 mm×1 mm×2 mm 的明胶海绵颗粒，栓塞前务必将导管头牢固地楔入支气管动脉，试注时无造影剂向胸主动脉反流。将明胶海绵颗粒置于小杯中与稀释造影剂充分混合，然后将其抽入 2 mL 注射器内并排净空气，在 X 线监视下用手推法将栓塞剂经导管注入靶血管内，至靶血管血流明显减缓或停止。若肺癌为多支支气管动脉供血，应将化疗药物按动脉供血比例分割并灌入。操作中，如果导管无法避开脊髓动脉或导管不能牢固地楔入支气管动脉，则不能实施栓塞治疗（图 5-5）。

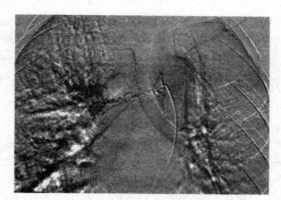

图 5-5 右侧中央型肺癌，经支气管动脉微导管灌注

5. 栓塞治疗结束后应造影，了解栓塞效果，然后拔除导管。

十、术后处理

1. 拔除导管，穿刺点压迫止血后用绷带加压包扎。
2. 平卧 24 h，穿刺侧肢体制动 6 ~ 8 h。
3. 临床监护脉搏、血压、呼吸、穿刺局部有无出血或血肿形成、足背动脉搏动等。
4. 适当水化治疗，减轻药物的毒副作用；使用抗生素预防感染。

十一、并发症及防治

支气管动脉介入治疗肺癌一般是安全的，但也因多种原因治疗后发生并发症。

1. 出血：术后因护理和观察不仔细发生股动脉穿刺点出血或局部皮下血肿。
2. 肺水肿：肺癌患者多数年龄较大，肺代偿功能较差，术后水化治疗时输液速度过快，引起肺水肿或左心功能不全，所以此类患者应严格控制输液速度。
3. 胸壁疼痛或坏死：少数患者因病变与胸壁相连或靶血管分支与相应的肋间动脉共干，在治疗中部分治疗药物经上述通道分布于胸壁肌肉或皮下组织，出现胸壁疼痛或局部软组织坏死，因此当支气管动脉造影发现与肋间动脉有共干时，应以试注造影剂进入病变区而不进入肋间动脉为度来推注药液。
4. 下肢感觉、运动障碍：肺癌经支气管动脉介入治疗后，出现双下肢感觉、运动障碍，严重者发生难以恢复的高位截瘫，发生率为 1.5% ~ 5.0%。发生原因：①患者的支气管动脉与肋间动脉共干，而共干的肋间动脉参与脊髓前动脉供血，一旦这种小分支动脉受损或痉挛导致管腔闭塞，影响脊髓的供血，脊髓则因缺血受损而出现症状；②反流的化疗药液反流入脊髓动脉分支，造成内膜受损、水肿、内皮细胞脱落、管腔变窄甚至完全阻塞。预防措施包括使用非离子型造影剂、缓慢注射化疗药、严防栓塞剂反流等。发生脊髓损伤后可采用静脉滴注低分子右旋糖酐、地塞米松，等渗生理盐水置换脑脊液等治疗措施。
5. 异位栓塞：少数患者栓塞治疗后出现异位栓塞，如肠道、下肢动脉栓塞。与操作技术和栓塞原则把握不准有关。主要原因是栓塞时导管头端没有牢固地楔入支气管动脉内，注入栓塞剂时压力过大、速度过快，致使栓塞剂反流，随血流到达其他部位，造成非靶器官的栓塞。

第三节 肺动静脉畸形

一、概述

肺动静脉畸形（pulmonary arterio-venous malformations，PAVM）是一种少见的肺部血管性疾病，又称为肺动静脉瘘，是指肺内的动脉和静脉直接相通引起的血流短路。PAVM 约 80% 为先天性，其中 40%～80% 的患者合并有遗传性出血性毛细血管扩张症（hereditary hemorrhagic telangiectasia，HHT）。该病发病率为 2～3/（10 万），男女比例为 1:（1.5～1.8），主要好发于中年人，但有约 10% 的 PAVM 在婴幼儿或儿童时期即可被确诊。随着年龄增长，PAVM 体积增大及数目增多，临床症状愈加明显，严重者可出现脑梗死或致命性大咯血，在未经治疗的患者中死亡率可达 11%，所以早期诊治极为重要。

二、病因与病理

1. 先天性 PAVM：一种肺毛细血管的发育异常，较为广泛认同的发病机制为血管间隔形成障碍。在胚胎发育过程中肺芽周围的静脉丛与第六对主动脉弓衍生的肺动脉束相吻合，胚胎发育过程中此处的血管床出现血管间隔，形成肺毛细血管并将肺芽水平的原始动静脉丛分隔开。一旦上述血管间隔的形成发生障碍，使毛细血管的发育不全或退化，肺动静脉直接相通形成短路。在肺动脉压力下异常血管团逐渐扩大形成血管瘤样改变，后期则发展成为扩大的动脉经菲薄囊壁的动脉瘤样囊腔直接与扩张的静脉相通。

2. 后天性 PAVM：后天性 PAVM 较少见，外伤、肿瘤、长期肝硬化、手术、血吸虫病、肺放线菌病、结核病、二尖瓣狭窄、系统性淀粉样变性、转移性甲状腺癌等均可能引起肺部继发性改变。此外，怀孕也可导致 PAVM 生长加快。

3. 位置：大多数位于双肺下叶，尤其是左肺下叶。病变可单发、多发或散发，也可单侧或双侧发生，多发性 PAVM 约占 1/3，常紧贴脏层胸膜或深入到外 1/3 的肺实质内。

4. 供血：按输入血管的来源可分为两型，包括肺动脉与肺静脉直接相通型，占 95% 以上，体循环的主动脉分支（支气管动脉、肋间动脉等）与肺静脉直接相通型。

5. 分类：按病理特点可分为单纯型、复杂型及弥漫型。单纯型指输入肺动脉与输出肺静脉各 1 支，交通血管呈瘤样扩张，瘤囊无分隔，该型占 80%～90%；复杂型指输入和输出的肺动、静脉为多支，瘤囊常有分隔，或为迂曲扩张的血管，也可为相互连通的多支小血管；弥漫型为肺小动、静脉之间由扩张的细小窦道网相连，而无囊瘤形成。受累动、静脉扭曲、扩张，静脉可出现钙化，囊瘤易自发破裂，出现局限性含铁血黄素沉着。

三、临床表现

PAVM 症状多样，缺乏特异性，且因病变大小和范围的不同，症状出现时间和严重程度差别也较大。常于 40～60 岁时出现症状，伴发 HHT 时症状更明显。

呼吸系统：心外的右向左分流导致血氧饱和度降低，多数患者仅表现为工作负荷能力降低、不明原因的呼吸困难、气急等，活动后可加重；偶见平卧呼吸和直立低氧血症，因患者平卧位变为直立位时，血液多分布于 PAVM 多见的双下肺，肺气血交换率降低导致低氧血症。咯血常为少量，严重时可出现大量咯血甚至 PAVM 破裂导致致命性大咯血和/或胸腔积血。怀孕的女性患者发生致命性肺出血的概率更高。肺部可闻及收缩期杂音或血管杂音，合并肺不张或胸腔积液时可出现相应体征。

心血管系统：心外右向左分流较少时可出现胸闷、气急、乏力、头晕，活动后加重；当分流量超过 20% 时，可出现发绀、杵状指、红细胞增多症等。听诊心脏可闻及收缩期杂音。

神经系统：为 PAVM 最严重的并发症，轻者出现头晕、头痛、不安、短暂性脑缺血发作，重者出现脑脓肿、中风、癫痫等症状。系由血栓、菌栓等避开正常肺组织滤过通过 PAVM 造成颅内异位栓塞所致，多见于弥漫性肺小动静脉畸形患者。

PAVM 合并 HHT 时常见鼻出血、便血、血尿等症状，也可出现颜面、口唇、耳部和甲床血管扩张。

四、影像学表现

1. 胸片：典型征象为局限性肺部结节样阴影并与肺门有异常血管相连，其诊断特异度和敏感度高达 92% 和 83%。弥漫型 PAVM 多缺乏典型 X 线征，仅显示肺纹理增强，需进一步检查确诊。

2. MSCT：增强 MSCT 可清楚显示血管囊瘤本身和供血动脉、引流静脉，可精确判断供血动脉和引流静脉数量，提供细微的解剖结构，在显示外周 PAVM 方面甚至可能优于血管造影。

3. 超声心动图：含有微泡的超声对比剂经外周静脉经过正常肺毛细血管时被过滤，当肺动静脉瘘存在时，微泡可直接通过并进入左心，右心房显影后 3～5 个心动周期时可出现左心显影，是 PAVM 的特征性表现。超声造影诊断 PAVM 的敏感性可达 92%，甚至能发现很小的没有临床意义的 PAVM，但不能精确定位病变的部位和范围。

4. MRI：三维增强 MRA 诊断 PAVM 的敏感度和特异度分别可达 78% 和 100%，对于 10 mm 以上的病灶，图像质量可与 DSA 媲美。但对小病症的显示仍较差，且因为金属弹簧圈伪影影响不能用于介入栓塞术后评价。

5. 肺动脉造影：主要表现为供血动脉增粗、畸形血管迂曲蜿蜒扩张或呈球状扩大、引流静脉粗大、循环速度增快、左心房早显、肺部染色明显（图 5-6）。超选择性肺动脉造影敏感性达 100%，目前仍是诊断 PAVM 的金标准。

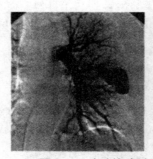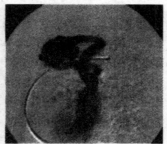

图 5-6　肺动静脉畸形选择性和超选择性造影

五、临床治疗选择

分流量较小、无明显脑部并发症的患者可不予治疗。

分流量较大、有临床症状的 PAVM 需要积极的手术干预治疗，血管内介入栓塞治疗目前是首选治疗方案。

复杂型和弥漫型的 PAVM，手术治疗难以取得满意效果，必要时仍首选介入栓塞治疗，但存在治疗不彻底易复发的可能。

而对于瘘口较大和分流量很大的病例，在介入栓塞不能取得满意效果时，手术治疗方案也仍需考虑。但手术创伤大，如为双侧多发 PAVM 则手术受到严重限制。

六、介入治疗适应证

1. 影像检查确认的肺动静脉畸形，患者有明显缺氧、出血、脑部感染症状或病史者。
2. 供应畸形血管的肺动脉直径 ≥ 3 mm 的 PAVM 患者，无论有无症状都应当接受栓塞治疗。
3. 病变供血血管直径较小（2 mm），但在随访过程中有增大趋势或伴有神经系统并发症者。
4. 病变弥漫、外科治疗难度大的患者，不能耐受或拒绝外科手术者。
5. 外科手术失败或手术后复发者。

七、介入治疗禁忌证

1. 造影剂过敏患者。
2. 心、肝、肾功能不全，不能耐受栓塞治疗者。
3. 有呼吸道感染，合并中度以上肺动脉高压患者。
4. 介入栓塞治疗失败患者。

八、介入操作技术

1. 术前准备：患者准备和器械准备与一般性血管内介入治疗相同。
2. 血管穿刺：一般采用 Seldinger 技术穿刺股静脉，插入导管鞘。
3. 插管造影：从导管鞘插入导管，透视下导管经下腔静脉、右心房至右心室，分别插入左、右肺动脉内造影，确认病变的位置、范围和数量，任何直径 ≥ 3 mm 的病灶供血动脉都是栓塞目标。
4. 超选择性插管：插入导引导管至栓塞侧肺动脉，使用导引导管可避免术中换管刺激心率，诱发心律失常。栓塞治疗前经导管注入 5 000 U 肝素，防止导管尖端形成血栓。将导管超选择性插入病变供血动脉内，再次造影，根据造影结果选择栓塞材料。
5. 弹簧圈栓塞治疗：若供血动脉逐渐变细或直径一致时，可选择金属圈栓塞，将选择的弹簧圈送入导管内，用导丝硬头缓慢推送使之前进，直至送出导管远端被安全释放。若供血血管邻近病灶时直径突然增大则不应选择金属圈栓塞，以免出现体循环异位栓塞。可控的推送式不锈钢弹簧圈通常用在供血血管短的 PAVM；铂金弹簧圈柔软性及柔韧性更好，更容易在血管内卷曲，容易形成血管全截面的致密封堵栓；可控的电解式铂金弹簧圈和机械式钨丝弹簧圈栓塞精度和安全性好。栓塞所选择的弹簧圈应比供血血管直径大 1 ~ 2 mm，直径过大的弹簧圈会卷曲不完全，达不到彻底封堵作用。栓塞后造影了解畸形血管闭塞情况，根据造影结果可再释放多个弹簧圈至病变血管消失（图 5-7）。

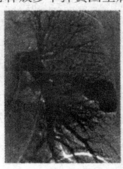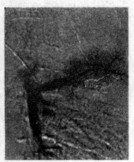

图 5-7　肺动静脉畸形弹簧圈栓塞术前、术后表现

6. 球囊栓塞治疗：常用可脱式硅树脂微球囊、可脱式硅树脂球囊和可脱式乳胶球囊。优点在于可以随血流漂到目的血管，可用于栓塞难以进行选择性插管的供血动脉；释放球囊前可以先定位确认。缺点在于高压释放球囊时可能造成血管损伤，球囊早期或中晚期回缩发生率可达 7%，供血血管弹力重塑挤压球囊造成移位。可脱球囊可用于栓塞直径 ≤ 9 mm 的血管，其最佳适应证是供血血管较短的结构简单的 PAVM。常用的球囊释放装置是一个同轴系统，应用时将球囊装配在内导管的远端，球囊进入病变血管并定位后即膨胀球囊，同时回拉球囊，使之抵住同轴系统尖端再推动外套管，使球囊安全投送到靶血管中（图 5-8）。可投送多个球囊直至栓塞满意，也有同时使用多个球囊和弹簧圈栓塞的报道，但近些年来球囊在 PAVM 中的使用逐渐减少。

7. Amplatzer 血管封堵器：一种自膨式镍钛合金丝编织的圆柱形网篮结构，直径范围为 4 ~ 16 mm，选用直径应超过供血血管直径 30% ~ 50%。优点：可以回收并重新定位、移位发生率低、MRI 兼容性好和单个即可达到封堵目的。缺点：输送装置粗大难以进入严重扭曲的供血血管；装置释放后通常需要 5 ~ 35 min 才能彻底封堵；血栓形成过程中有小纤维素栓子脱落造成体循环栓塞的可能。

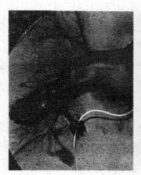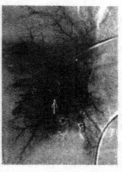

图 5-8　肺动静脉畸形可脱落球囊结合弹簧圈栓塞术前后

8. PDA 和 ASD 封堵器：对于广泛弥漫或存在巨大瘤囊并伴有粗大供血动脉的 PAVM 患者，应用动脉导管未闭及房间隔缺损封堵器有较明显的优势。PDA 和 ASD 封堵器具有自膨胀及可回收等性能，具有定位可靠、栓塞技术简单等优点，一般一步操作即可达到完全栓塞效果，且移位、脱落、异位栓塞等并发症明显减少。术中应选择比供血动脉直径大 2 ~ 4 mm 的封堵器，在结束栓塞前，应使患者在不吸氧的情况下血氧饱和度维持 90% 以上至少 10 min 后再复查肺动脉造影，观察是否有残余分流或未封堵瘘口。

9. 造影复查：栓塞完成后肺动脉造影复查，应尽最大可能将所有的供血血管都堵住，甚至包括那些直径小于 3 mm 的血管，因为这些小血管可能在不久以后成为异常血管团的主要供血血管。

九、术后处理

1. 拔除导管，穿刺点加压包扎。
2. 平卧 24 h，穿刺侧肢体制动 6 ~ 8 h。
3. 监测脉搏、血压、呼吸、足背动脉搏动以及穿刺局部有无渗血、出血或血肿形成，
4. 留院观察并使用抗生素 2 ~ 3 d。

十、注意事项

1. 操作中应严格避免空气、血栓或栓塞剂进入体循环造成异位栓塞。
2. 不应使用 PVA 或明胶海绵作为栓塞剂治疗 PAVM。
3. 大多数 PAVM 只有一条供血动脉，但这不代表其栓塞治疗简单易行，相反，一个较短的供血动脉的 PAVM 可能是最难栓塞的，因其潜伏着体循环栓塞的巨大风险。
4. 因栓塞治疗时导管经由腔静脉、右心房、右心室及肺动脉，操作中轻微的动作可能引起导管头较大幅度的运动从而导致严重的后果。
5. PAVM 栓塞治疗中应采用较大的栓塞材料和导引导管以增强栓塞稳定性。
6. 栓塞点应尽量靠近瘘口部位，如栓塞点离动静脉瘘口过远，残留的供血动脉与周围血管沟通形成侧支可致病变再通。
7. 多发性、复杂型 PAVM 一次难以完成时可分次栓塞，先栓塞大的病症，间隔时间 4 ~ 8 周。

十一、并发症及处理

1. 一过性胸膜反应：发生率为 10% ~ 35%，多出现于术后 1 ~ 2 d，可持续数天，极少数病例在治疗数周后才出现症状。临床表现为胸痛、低热，部分病例合并胸腔积液。主要是由于邻近胸膜的畸形血管团经栓塞后形成血栓，刺激局部胸膜，绝大多数属自限性疾病，给予对症处理即可。

2. 栓塞后复发与再通：首次治疗后复发率为 2% ~ 10%，主要原因为栓塞不彻底，未能栓塞全部畸形血管的供血动脉；栓塞材料选择不当或数量不够；新的畸形血管生成或原有微型畸形血管生长；支气管动脉同时参与供血的病例，栓塞肺动脉供血血管后，支气管动脉侧支形成造成病变复发；但也有文献

认为支气管动脉供血不会引起严重的后果，一般不会导致体循环栓塞和肺出血。

3. 异位栓塞：出现概率 0.5% ~ 2.5%，其发生原因与畸形血管瘘口较大、血流速度过快及栓塞材料偏小有关。异位栓塞的部位常见的有腹腔动脉、肠系膜上动脉、髂动脉、颈动脉、左心房或肺静脉等，大多数可用圈套器取出；对于栓塞于无血流动力学意义的部位且较小的难以取出的弹簧栓子，可随访观察；少许病例需外科手术处理。精确测量栓塞血管直径，选择适当的栓塞材料是预防的关键，如异位栓塞患者出现症状则必须立刻抗凝治疗直到栓子取出为止。

4. 空气栓塞冠脉：发生率 1% ~ 5%，主要由于输送鞘管内气泡经肺动静脉瘘 – 左心房 – 左心室到达升主动脉，右冠脉开口向上，空气易进入，引起右冠状动脉栓塞。主要症状为胸痛、胸闷、心电图 ST 段抬高、心率减慢等，可给予硝酸甘油、阿托品及血管扩张剂等对症处理，一般 20 min 内可缓解。

5. 其他：栓子可移位至非靶血管肺动脉内引起栓塞，也有个案报道栓塞后肺叶梗死并继发感染，深静脉血栓、血管损伤、心脏破裂等也有报道。多发性 PAVM 栓塞后可出现肺动脉高压。

十二、疗效评价

经导管栓塞术已经作为肺动静脉瘘的首选治疗方法，对于熟练的介入医师，技术成功率可达到 95% ~ 98%。术后患者血氧饱和度可有不同程度的提高，临床治愈率达 85% ~ 95%。即使是必须分次栓塞的患者，闭塞主要畸形血管后仍可明显改善低血氧症状，这大大地减少了中枢神经系统并发症和咯血的发生率。

第六章

消化疾病的介入治疗

第一节 肝血管瘤

一、概述

肝血管瘤十分常见，为肝脏最常见的良性肿瘤，肝血管瘤由扩张的大小不等的血窦组成，为肝动脉分支的畸形，血供来自肝动脉，在动脉造影明确诊断和了解病变血流动力学改变后，超选择性插管达血管瘤的供血动脉针对异常血管床进行介入栓塞可达到理想的效果。

二、病因与病理

肝血管瘤为先天性肿瘤性病变，具体病因尚不明确。肝血管瘤病理包括肝海绵状血管瘤（cavernous hemangiomas of the liver，CHL）、毛细血管瘤（capillary hemangiomas）和血管内皮瘤（hemangioendotheliomas）等。其中，CHL最常见，多散在分布，亦可呈巨块状，瘤体最小直径1 cm，最大者可超过10 cm。组织学上瘤体由多数扩张的衬以单层内皮细胞的细小异常血管构成，根据血管壁厚薄不同可分为厚壁型和薄壁型两种。厚壁型的壁内有纤维细胞和较多的胶原纤维，血管腔很小，有的甚至呈缝隙状；薄壁型的壁内仅有少量胶原纤维和成纤维细胞，血管腔较大。异常血管壁均无肌肉组织。瘤体内无正常血管、胆管结构和正常肝细胞，可见到程度不等的黏液变性和透明变性、血栓形成和血栓机化，继而可使异常血管被团状增生的纤维组织所代替，形成纤维瘤样结构。瘤周肝组织之肝窦明显瘀血扩张成较宽的腔隙，甚至与瘤体的异常血管腔相通，肝细胞索受压萎缩或消失。

三、临床表现

肿瘤生长缓慢，病程常达数年以上。50%～70%的患者临床无症状，体检时发现。肿瘤较大（5 cm以上）时可出现压迫症状，主要为上腹不适、发热、嗳气、腹胀、腹痛等。体检可触及腹部包块，包块与肝脏相连，表面光滑，质地柔软，有囊性感及不同程度的压缩感，有时可呈分叶状。实验室检查多无异常发现。

四、影像学表现

（一）超声检查

海绵状血管瘤较大时呈不规则形，边缘锐利，内部回声强弱不等，可呈蜂窝状或条索状，低回声型肿块周边可见强回声带，巨大者强回声内可见不规则无回声区。

（二）CT

平扫表现为圆形或卵圆形低密度病变，边界清楚，边缘光滑或轻度分叶。肿瘤较大者，其中心可见不规则更低密度区，少数中心可有钙化。增强扫描大多在60 s内，个别在2 min内出现边缘增强，随着时间的推移，增强范围逐渐由边缘向中央扩大，延迟10～15 min后，肿瘤变为等密度或高密度。较大肿瘤中心的更低密度可不增强，是瘤内血栓机化形成纤维瘢痕或有坏死所致。

（三）MR

T_1加权像表现为均匀性低信号或混杂低信号，如有出血，可表现为高信号。T_2加权像，随着 TE 的延长，肿瘤信号强度也增高。重度 T_2 加权像肿瘤信号可达到或超过胆囊和脑脊液信号。肿瘤的纤维瘢痕在 T_1、T_2 加权及质子密度像上均表现为低信号。

（四）肝动脉 DSA

1. 供血动脉

供血动脉来自肝动脉分支，供血动脉主干多不增粗，但巨大肝血管瘤可有供血动脉增粗表现。邻近瘤体的末梢小动脉尖细如常，不迂曲扩张。

2. 血管湖或池的形态和分布

肝血管瘤的异常血管充盈造影剂形成血管湖（池），其大小随其病理形态而异，一般在 2 ~ 4 mm 间，最大者可达 10 mm。多呈梭形或类圆形，分布于瘤体边缘部。

3. 肿瘤的类型和表现

直径 5 cm 以上的 CHL 为巨块型，瘤体内异常血管充盈造影剂后形似"米花糖状"，而结节形则似"爆米花状"（图 6-1）。多发散在性结节相互分离较远。

4. 肿瘤中心无血管区

由于黏液变性和透明变性、血栓形成及血栓机化，瘤体中心常表现为无血管，只有位于瘤体边缘的异常血管被造影剂充盈，形成环形或"C"形排列状。

5. 血管湖的显影时间

CHL 的异常血管在注入造影剂后 1 ~ 2 s 即可被充盈显影，但由于这些血管壁无肌肉组织，排空很慢，可持续显影达 19 s 或更长，呈"早出晚归"征象。

6. 部分患者可出现动静脉瘘，瘤体较大时可见血管受压、移位。

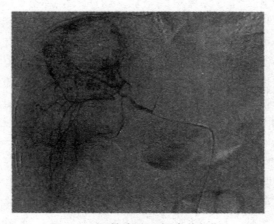

图 6-1　血管瘤的"爆米花征"

五、临床治疗选择

肝血管瘤的临床治疗方法多种多样，包括血管瘤剥除术、肝切除术、肝动脉介入栓塞、射频消融及药物治疗等。目前临床应用最多、疗效最为确切的治疗方法是外科手术切除和肝动脉介入栓塞、射频消融等治疗方法。介入治疗具有微创、恢复快、并发症发生率低等优点，在临床应用中越来越广泛。

六、介入治疗适应证

1. 肿瘤较大，邻近器官受压移位，引起明显压迫症状者。

2. 肿瘤较大引起肝包膜紧张导致疼痛者。

3. 肿瘤破裂出血者。

4. 手术切除前准备。

5. 肿瘤虽小，但一般治疗对疼痛效果不佳者。

6. 病灶范围较广，无法手术切除者。

七、介入治疗禁忌证

1. 单发或多发肿瘤，病变直径小于 4 cm 且趋于稳定、无临床症状者。

2. 病变直径大于 8 cm 或合并有动静脉瘘者不适于经皮经肝瘤内注射治疗。

3. 有血管造影禁忌证者。

八、术前准备

1. 患者准备：肝肾功能检查，检测出、凝血时间，术前给予镇静剂如安定或苯巴比妥，术前禁食 4 h，腹股沟及会阴部备皮及穿刺部位皮肤消毒，造影剂过敏试验。

2. 器械准备：所用器械同肝动脉造影，主要使用 R-H 肝管，有时需使用 Cobra 管及胃左动脉导管；血管迂曲明显，超选困难者，需使用同轴微导管。

九、介入治疗技术

（一）动脉栓塞、硬化治疗

1. 穿刺插管

采用 Seldinger 技术经股动脉或桡动脉穿刺插管，行腹腔动脉或肝动脉造影，若疑有解剖变异则需寻找相应的供血动脉分支。

2. 病变栓塞

分析造影图像明确诊断及瘤灶范围后，尽可能将导管超选择性插入肝血管瘤的供血动脉支，在透视监视下缓慢注入栓塞剂。

3. 栓塞范围

对于局限、较小的肝血管瘤，可一次性栓塞其供血动脉；弥漫性或肝巨大血管瘤占据肝左右叶大部者，可先栓塞其一部分供血动脉分支，间隔 1 个月左右后再行二次栓塞。

4. 栓塞材料

平阳霉素和碘油充分乳化后制成的乳剂，能亲和性或选择性地进入肿瘤血管，并在血管内较长时间滞留，在局部形成高密度浓集并缓慢释放，可充分发挥其抑制和破坏作用及抗肿瘤作用。目前为治疗肝血管瘤的主要栓塞剂。

（二）经皮穿刺瘤内注射硬化治疗

当血管瘤没有明确的供血动脉或栓塞后侧支循环建立再次超选择性插管未能成功者，或患者对碘对比剂过敏时，可行经皮穿刺瘤内注射硬化治疗。

1. 介入器械

介入器械主要有经皮穿刺针（与经皮肝内胆管造影所用穿刺针基本相同）及注射用导管。

2. 方法

在 B 超或 CT 引导下直接穿刺肿瘤局部，将药物直接注入瘤体内，尽可能将药物充满所有血窦。可采用多点、多次注入使药物扩散到整个瘤体而达到治疗目的。

3. 硬化剂

有无水乙醇、鱼肝油酸钠、平阳霉素等，可单独应用或与碘油配成乳剂应用，用量根据肿瘤大小而定，一般为 5 ~ 20 mL。

十、术后处理

1. 穿刺部位加压包扎，穿刺侧下肢制动 24 h（穿刺部位如为桡动脉则上肢制动 6 h），并注意观察穿刺部位有无渗血及肢体缺血情况。

2. 护肝及对症治疗。

十一、并发症与处理

1. 栓塞后综合征

腹痛、发热（多为低热）、恶心、呕吐等，多不需特殊处理，症状重者可对症处理。

2. 肝功能减退

不同程度肝功能减退，多在2周左右自行恢复。只要严格控制操作规则及栓塞剂量，一般不会出现肝功能衰竭。

3. 异位栓塞

（1）胆囊梗死，多为超选困难，栓塞时无法避开胆囊动脉所致，使用液态栓塞剂或粉状明胶海绵可增加其发生率。

（2）脾梗死，多为栓塞剂推注速度过快造成反流所致。使用球囊导管可避免因栓塞剂反流造成的异位栓塞。

（3）肺栓塞，多见于较大肝血管瘤合并动静脉瘘患者。栓塞前详细分析造影图像，若有动静脉瘘，可先用明胶海绵条或颗粒栓塞瘘口，复查造影证实瘘口已完全堵塞后再行栓塞，多可避免。

4. 血红蛋白尿

血红蛋白尿为鱼肝油酸钠用量过大所致。

第二节　肝脏转移性肿瘤

一、概述

肝脏转移性肿瘤（metastases of liver，ML）是最常见的肝脏肿瘤，肝脏为血源性转移的癌细胞提供了良好的生长环境。虽然肝脏转移性肿瘤可源于身体的任何部位，但肺、乳房、结肠、胰腺和胃是肝脏转移肿瘤最常见的原发性部位，而且在这些原发性部位的癌症的最初临床表现是肝脏内转移，且并不少见。

依据转移瘤的大小、数目、部位而采取相应的介入治疗，不仅可使失去手术机会的患者提高生存质量，延长生存时间，而且可为再次手术治疗创造机会，部分单个转移瘤可达到完全灭活。

二、病因与病理

肝脏是非常适合肿瘤细胞生长的器官，癌瘤转移至肝脏一是直接蔓延，二是通过肝门淋巴结逆行到肝脏，三是癌性栓子经门静脉或肝动脉而进入肝脏，进入体循环的癌性栓子还可经肝动脉转移到肝脏，但以来自乳腺和肺者多见。值得关注的是，肝脏转移性肿瘤很少发生于肝硬化患者，亦罕见侵犯门静脉形成癌栓，罕见发生癌结节破裂内出血。

肝脏转移性肿瘤肝动脉供血约占90%，但当肿瘤达 1.5 ~ 3.0 cm 时，门静脉供血比例增加，但仍以肝动脉供血为主（图 6-2）。肝动脉造影时肝转移性肿瘤多呈少血管型（图 6-3），但超选择性肝段动脉造影显示大部分仍为多血供。

肝脏转移性肿瘤的结节数目、大小、部位极不一致，多为弥漫性多发性结节，可散布于肝的一叶或全肝，但亦有单个结节者。病理组织学呈原发肿瘤的组织特征。

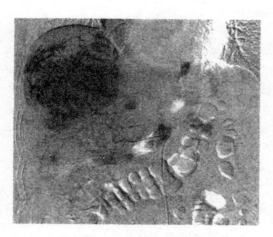

图 6-2　HCC 肝内转移，富血供

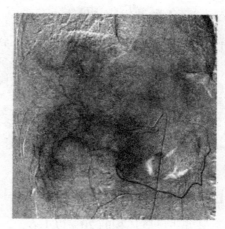

图 6-3　肺癌肝转移，乏血供

三、临床表现

　　肝脏转移性肿瘤的症状和体征与原发性肝癌相似，但发展较缓慢，症状也较轻。早期无明显症状和体征，一旦有临床表现，转移灶常已较大或较多，主要表现为肝区闷胀不适或疼痛、全身乏力、食欲减退、体重减轻、发热和上腹包块，晚期可出现黄疸、腹水及其他恶病质的症状和体征。肝脏转移性肿瘤的肝功能大多正常，90％以上 AFP 为阴性。已有临床表现者常伴有碱性磷酸酶（ALP）、γ–谷氨酰转酞酶及乳酸脱氢酶的升高，其中 ALP 升高对肝脏转移性肿瘤的诊断和预后的判断有较大价值。癌胚抗原（CEA）的检测对胃肠道肝转移有一定的意义。

四、影像学表现

（一）CT

　　形态多样，如圆形、卵圆形、分叶状或不规则状。"牛眼征"有一定特征，动态增强显示少部分为富血供的，多数为少血供的，也有呈囊性变的。

（二）DSA

　　肝转移性肿瘤的血供主要来自肝动脉，因此检查方法主要是做选择性肝动脉造影，药物性血管造影有利于显示少血供性转移性肝肿瘤或较小的多血供性转移性瘤灶。

　　1. 血供丰富的转移性肝肿瘤：原发灶多为具有分泌激素功能的肿瘤，表现为粗大紊乱的肿瘤血管和浓密肿瘤染色，肿瘤染色有时呈环状；瘤体足够大时可见邻近动静脉支受压推移，有时见静脉早显，静脉瘤栓少见；瘤体中心坏死或囊性变时，除呈厚环状或轮胎状肿瘤染色外，有时可见造影剂池状充盈。孤立性多血供性转移性肝肿瘤的造影表现酷似原发性肝癌，难以鉴别。

　　2. 血供中量的转移性肝肿瘤：原发灶多为结肠癌、乳腺癌、精原细胞癌、黑色素瘤等。肿瘤血管纤细构成网状，肿瘤染色不如前者浓密，常呈薄环状或蜂窝状。

　　3. 血供稀少的转移性肝肿瘤：原发灶多为胃癌、胰腺癌、食管癌和肺癌等。无明显肿瘤血管和肿瘤染色，较大的肿瘤有时可见肝动脉受压推移征象，肝实质期可见多数大小不一的类圆形充盈缺损。少数病例可无任何阳性表现。

五、临床治疗选择

　　1. 单发病灶、直径不足 3 cm 者，可采用手术切除或经皮肝穿刺肿瘤原位灭活治疗。

　　2. 肿瘤较大或多发病灶，一般仍采用 TACE 治疗。

　　3. 对 TACE 治疗不理想，同原发性肝癌一样，可在 TACE 治疗的基础上，配合射频、微波、冷冻等消融技术，直接杀灭肿瘤细胞。

六、介入治疗适应证

肝脏转移性肿瘤能够行手术切除者不到 20%，大部分需采取非手术治疗。

1. 原发肿瘤已无法根治或未能发现。
2. 原发肿瘤虽已切除，但肝内转移灶波及一叶以上或肝代偿功能较差。
3. 合并肝外多处转移。
4. 肝脏转移性肿瘤手术前栓塞。
5. 肝癌主灶已切除，肝内仍有转移灶者。
6. 肝脏转移性肿瘤破裂出血。

七、介入治疗禁忌证

1. 肿瘤占肝脏体积的 70% 以上者。
2. 肝功能严重损害，重度黄疸者。
3. 心肺功能严重不全者。
4. 凝血功能障碍，有出血倾向者。
5. 严重糖尿病血糖未控制者。
6. 碘过敏者。

八、血管内介入治疗机理

一般认为，转移瘤直径不到 2 mm，肝动脉、门静脉双重供血，肝动脉供应肿瘤中心，门静脉供应肿瘤周边。随着肿瘤增大，门静脉受挤压而变窄小，来自肝动脉的营养逐渐代替了门静脉。待肿瘤直径大于 5 cm 时，肿瘤血供主要来自肝动脉，这为肝动脉化疗栓塞治疗提供了理论依据。

九、术前准备

1. 患者准备：检测血胆红素、黄疸指数、转氨酶、肌酐、尿素氮等，出凝血时间；造影剂过敏试验；穿刺部位备皮；镇静、术前 6 h 禁食。
2. 器械准备：腹腔动脉及肝动脉造影所用的常规器械、亲水膜超滑导丝、特殊病例需备用同轴微导管。

十、手术操作常规

1. 同肝癌一样，采用 Seldinger 技术行股或桡动脉穿刺，将导管超选入腹腔动脉或肝动脉行造影检查，明确转移灶部位、数目及血供。
2. 尽可能将导管超选入供血动脉内，固定导管按预定方案进行药物化疗；之后对病灶进行适当选择栓塞。栓塞方法、栓塞剂的应用与肝癌基本相同。
3. 因肝脏转移性肿瘤多为少血型，DSA 肿瘤血管不明确或不能超选择性插管时，可单纯行灌注化疗。

十一、术后处理

1. 穿刺部位加压包扎，穿刺侧肢体制动 24 h，并注意观察穿刺部位有无继续出血及肢体血供情况。
2. 常规经静脉滴注抗生素 2～3 d。
3. 护肝及对症治疗。

十二、并发症及处理

1. 严重栓塞后综合征：栓塞后 1 周或更长时间发生恶心、呕吐、高热（38.5℃以上）或需镇痛的严重腹痛时，称为严重栓塞后综合征。严格掌握栓塞的程度及方法、治疗过程中严格无菌操作及术后抗感染治疗是避免发生严重栓塞后综合征的关键。

2. 肝脏损伤：包括肝功能减退（多为一过性）、肝梗死合并凝血异常、肝内胆质瘤形成、肝脓肿等。

3. 消化道出血：多由化疗药物引起胃十二指肠黏膜损伤或溃疡，也可因化疗栓塞物通过副胃左动脉（通过肝左动脉发出）和胃右动脉进入胃血管而造成的合并症。因此，通过超选择性插管、用钢圈或微钢圈栓塞或气囊导管堵塞有关动脉后栓塞可起到预防作用。

4. 异位栓塞：采用超选择性插管、球囊阻塞导管的应用、栓塞物（主要是碘油）用量的控制、合并动静脉瘘时先行对瘘口栓塞等措施，多可避免。

十三、疗效

有报道认为，肝脏转移性肿瘤介入治疗后的平均生存期可达 19.6 个月，0.5、1、2、3、5 年生存率分别为 95.7%、73.8%、30.9%、17.6% 和 9.9%。个别肝内孤立性转移瘤，平均生存期可达 31.2 个月。综合治疗可提高疗效。

第三节 脾功能亢进

一、概述

脾脏是人体重要的免疫器官之一，具有血液过滤、隔离和清除异物或病原体、接受抗原刺激产生抗体等功能。成人的白细胞、血小板、红细胞产生于骨髓，而破坏均在脾脏内完成。脾功能亢进时则导致白细胞（机体主要的免疫细胞）、血小板、红细胞破坏增加，并可以导致机体免疫功能低下，容易并发出血及贫血等严重后果。

脾切除能迅速解决因脾功能亢进而导致的血细胞降低等问题，但是脾切除同样存在很多风险，包括麻醉意外、出血等。因为脾切除毕竟是要打开腹腔进行外科手术。同时有研究表明脾切除后儿童严重感染的机会也明显增加。另外，脾切除后还会出现血小板增加过高而出现门静脉血栓等不良后果，因此要尽可能不切除。

Maddison 于 1973 年最先报道了应用脾动脉栓塞方法治疗脾功能亢进，目前，脾动脉部分栓塞术已成为治疗各种原因所致脾功能亢进的主要方法之一。

二、病因与病理

1. 原发性脾功能亢进

原发性脾功能亢进包括先天性溶血性贫血、自体免疫性溶血性贫血、原发性血小板减少性紫癜、原发性脾源性中性粒细胞减少症和全血细胞减少症等。红细胞的先天缺陷或因自身免疫对红细胞和血小板的破坏使其生存期缩短，在脾脏中的破坏速度加快，超过了骨髓造血功能的补偿。

2. 继发性脾功能亢进

国内最常见的为肝炎后肝硬化，因门脉压力增高，脾脏瘀血、纤维结缔组织及网状内皮细胞增生而使脾脏增大功能增强。寄生虫病病原体直接侵犯或通过免疫机制作用使脾脏网状内皮细胞增生、脂类代谢障碍性疾病、异常细胞侵入脾实质等均可造成脾功能亢进。脾功能亢进时，脾脏破坏脆弱血细胞和吞噬血小板的数量增加。

三、脾脏血管解剖

脾动脉发自于腹腔动脉干，走行分为上弧形、水平形、上升形、回旋形和下弧形等不同形态，沿胰背走行中发出胰背动脉和胰大动脉，在脾门附近分出胃短动脉和胃网膜动脉，然后分成 2~4 个分支进入脾脏，各个分支分别进入脾脏上下极。脾脏内各动脉分支间无侧支循环。

运用介入方法栓塞部分或全部脾动脉，使脾脏部分或全部梗死，部分或完全丧失其功能，减少肝窦及网状内皮对血细胞和血小板的破坏，以达到内科性部分脾切除的目的。脾脏梗死的脾脏体积越大，栓塞并发症的可能性越大。部分性脾动脉栓塞可达到改善血液学及血流动力学状况的目的，也可尽量避免重大并发症的发生。

四、临床表现

脾功能亢进的主要表现为脾脏增大，肋缘下可触及脾下极。实验室检查可见一种或多种血细胞减少、骨髓呈增生相改变、血小板相关免疫球蛋白（PA-IgG）增高，应用 ^{111}In（铟）放射性免疫标记法对血小板动力学研究显示血小板生存时间缩短、血小板恢复率下降。

五、影像学表现

除脾脏体积增大、血供丰富外，无明显特征性影像学表现。

六、介入治疗适应证

1. 各种原因所致的脾肿大并有脾功能亢进，具有外科手术指征者。
2. 脾功能亢进致全血细胞显著减少者。
3. 门脉高压，充血性脾肿大并有脾功能亢进，具有上消化道出血史及出血倾向者。
4. 门脉高压，经颈静脉肝内分流术失败者。

七、介入治疗禁忌证

1. 全身感染、脓毒血症患者。
2. 严重肝功能不全伴发黄疸和腹水者，低蛋白血症和门静脉高压造成的门静脉至脾静脉逆流者易导致脾脓肿并发症，应在内科治疗改善症状后择期进行。
3. 全身极度衰竭，严重出血倾向和碘过敏反应等。
4. 继发性脾功能亢进，其原发病已达终末期者，有恶病质及脏器功能衰竭者。
5. 其他常规介入操作不适应者。

八、术前准备

1. 患者准备：完善肝功能和血液检查，肝、脾 B 超及 CT 检查；碘过敏试验；备皮；术前使用广谱抗生素等。
2. 器械准备：准备多种形态、头端柔韧度及扭控特性不同的导管，以适应脾动脉复杂的解剖形态，J 形导丝，亲水膜超滑导丝。

九、介入治疗技术

1. 采用 Seldinger 技术行股或桡动脉穿刺，将导管经腹腔动脉超选择性插入脾动脉主干造影，了解脾动脉主干形态，之后再将导管插至胰腺动脉发出部位以远，避免栓塞胰腺血管。
2. 再次造影确认导管头端位置，满意后即可行栓塞治疗。栓塞必须在 X 线透视下进行，栓塞范围一般不超过 60%，必要时可行分阶段重复栓塞。栓塞物质常用明胶海绵颗粒，为巩固栓塞效果亦可采用 PVA 颗粒，明胶海绵在使用前常用庆大霉素浸泡。

根据治疗的目的不同可选择不同的栓塞方法。

（1）主干栓塞：用于脾切除手术前短期内改善血小板状况，减少手术危险。可用明胶海绵条块或弹簧栓栓塞。脾动脉主干栓塞一般不会出现大面积脾脏梗死，但侧支循环形成快。

（2）非选择性部分性脾栓塞：将导管头端尽量接近脾门，用手推法缓慢注入明胶海绵颗粒，颗粒随血流随机进入脾动脉分支，栓塞自脾脏外围开始逐渐向脾门移行。依据血流速度变化和控制栓塞物数量来控制脾栓塞体积，血流轻度减慢、明显减慢、短暂停顿分别判定栓塞范围为 1/3、1/2 和 2/3 左右

（图6-4）。

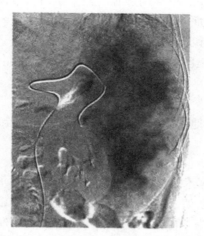

图6-4 脾动脉分支栓塞后脾脏实质部分染色缺损约45%

（3）选择性部分性脾栓塞：脾功能亢进的主要栓塞术式，尽量采取超选择性插管，将导管头端超选择性插入脾下极动脉分支，使用栓塞物质将其闭塞，可依次栓塞脾下极的1～2支动脉分支。此方法选择性地使脾脏下极梗死而保留脾脏上极（图6-5），可减轻患者术后反应，降低胸膜和肺等并发症的发生率。

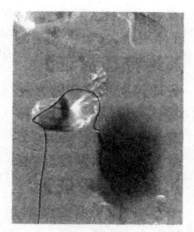

图6-5 脾脏下极动脉造影，可以局部完全栓塞

十、术后处理

1. 穿刺部位加压包扎，该侧肢体制动24 h。
2. 静脉滴注广谱抗生素2周以上。
3. 予以止痛等对症处理。

十一、并发症及处理

1. 栓塞后综合征

部分性脾栓塞后几乎所有患者都会出现一过性发热、左上腹疼痛和食欲不振等并发症状。一般经抗生素、止痛、退热、补液等对症处理后，1周左右消失。

2. 脾脏脓肿

产生的原因较多，如脾动脉栓塞后脾静脉压力降低和脾脏缺血收缩导致脾静脉血流反向流动，造成肠道细菌污染缺血的脾脏；脾实质的广泛坏死使厌氧性微生物容易生长；患者免疫力低下；由导管或栓塞材料带入外源性细菌等。一旦发生，单纯用静脉内抗生素治疗常常难以收到很好的疗效，B超引导下经皮穿刺引流是目前治疗脾脓肿较为理想的方法。

3. 左侧胸腔积液、支气管肺炎和肺不张

由脾脏栓塞后疼痛引起，尤其是脾上极栓塞后。临床处理包括止痛、合理使用抗生素、加强呼吸道护理、鼓励患者咳嗽排痰等。

4. 意外栓塞

多因栓塞剂反流造成。认真谨慎地在透视下注射栓塞剂，并控制栓塞范围是避免意外栓塞的关键措施。

十二、疗效

多数患者经脾动脉部分性脾栓塞术后48 h、1周、2周及4周外周血白细胞、血小板均较栓塞前明显提高，远期疗效与栓塞的范围关系密切，一般认为栓塞范围在70%以上远期疗效较好，但明显增加了严重并发症的发生率，故多数学者认为，行分次栓塞既可增加患者的远期疗效，又不会造成严重并发症的发生。

第四节　胃肠道出血

胃肠道出血是临床常见的急症，多数患者经内科保守治疗可以止血。对消化道出血的诊断，通过临床病史分析、实验室检查、影像学检查和器械检查，大多能明确诊断，但仍有一部分患者虽经各种检查，却不能发现出血的原因和出血部位，无法进行有效的治疗。对这部分患者，做选择性腹部动脉血管造影十分必要，可显示造影剂外渗的直接征象，5% ~ 10%的大出血患者需外科手术治疗或介入治疗。经导管血管内药物灌注和栓塞治疗消化道出血，方法简单，能很快查明出血原因，明确出血部位，且止血迅速有效，较传统的治疗方法有更多的优越性，往往能达到立竿见影的作用。在临床上得到极大推广应用。

一、病因

胃肠道出血的常见原因为食管胃底静脉曲张破裂出血（图6-6），胃、十二指肠溃疡（图6-7），胃肠道炎性病变，胃肠道肿瘤性病变，胃肠道动、静脉畸形及动静脉瘘等，少见原因有胃肠道动脉瘤破裂、Dieulafoy病（简称DD，又名恒径动脉破裂）、肠血管异常增生、凝血机制不良、食管胃贲门黏膜撕裂等。医源性出血主要包括内窥镜行息肉切除活检术和内窥镜胆总管括约肌切开术、肝脏或胆道手术、活检和肝脏的介入操作后的胆道出血等。

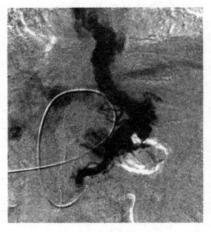

图6-6　食管胃底静脉曲张

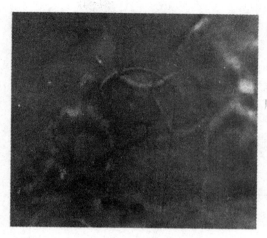

图 6-7 胃十二指肠动脉分支破裂出血

二、临床表现

胃肠道出血的病因较多，除各自所特有的临床表现外，其共有表现为呕血、血便和黑便或大便潜血试验呈阳性、贫血等。出血部位和单位时间内的出血量有关，出血量大时，除了呕血和黑便，患者可有头晕、出冷汗、血压下降、心率加快、脉搏细速等表现。

三、影像学表现

1. 消化道钡剂检查

通常急性消化道出血患者不宜做消化道钡剂检查。

2. 内镜检查

对于中速出血上消化道内窥镜及结肠镜检查，可以发现一部分出血的原因和明确出血部位，并可做出迅速、安全明确的诊断，并且常可行相应的治疗。如出血迅速，内镜检查往往不能查见出血部位，此时常以血管造影为首选方法。

3. 同位素静脉扫描

同位素静脉扫描可检出 0.1 mL/min 消化道出血，注入同位素可明显提高本方法的敏感性和准确性。可大致了解出血的部位，准确定位仍较困难。

4. 选择性动脉造影

胃肠道出血的影像诊断主要依赖血管造影，当消化道出血速度为每分钟 0.5 mL 以上时，选择性动脉造影可显示消化道的异常血管，并根据其供血动脉的来源判断出血部位，出血活动期可显示其直接征象：造影剂外溢。除此之外，血管造影还可显示原发病的异常表现，如肠血管异常增生、动静脉畸形、动静脉瘘、肿瘤血管、肿瘤染色等。

四、介入治疗适应证

1. 各种消化道疾病引起的消化道出血，经内科保守治疗无效，包括外伤性出血、医源性出血、原发性或继发性肿瘤性出血、炎症性出血、门静脉高压、动脉瘤、血管性畸形等难治性出血。

2. 慢性、间隙性消化道出血，经临床、实验室及放射学检查确诊者。

3. 急性消化道大出血，无休克表现者，临床上暂不能行外科手术者。

4. 不明原因长期慢性消化道出血，经内科保守治疗无效，经内镜检查仍不能明确出血原因者，需经DSA 查找病因并行介入治疗者。

5. 医源性出血：外科手术，介入操作，经皮肝穿等医源性原因引起的肝脏损伤导致的胆道出血。

五、介入治疗禁忌证

1. 出现休克的危重患者，需要急诊手术抢救生命者。
2. 发热及全身感染者。
3. 穿刺部位感染及皮肤病患者。
4. 肝肾功能障碍者。
5. 凝血机能障碍者。
6. 冠心病、高血压、心律失常、心力衰竭者。
7. 对比剂过敏者。

六、术前准备

1. 患者准备

详细了解患者病史，并结合临床体征、实验室检查、核素扫描等相关检查结果确定最佳的造影、治疗时机，拟定治疗方案。向患者或家属讲明检查治疗的目的、方法、价值及可能发生的不良反应和并发症。备皮，备血，碘过敏试验，术前禁食水等。

2. 器械准备

常规介入操作器械，主要包括穿刺针、造影治疗导管，J 形导丝等。

3. 药物准备

肝素、对比剂、局麻药、常规抢救药物等。

七、介入治疗技术

1. 穿刺插管

常规股动脉穿刺插管，一般选用 4 F 或 5 F Cobra、Yashiro 导管。

2. 造影诊断

为不遗漏病变，消化道出血需行全消化道血管造影，即分别行腹腔动脉、胃左动脉、胃十二指肠动脉、肠系膜上动脉、肠系膜下动脉造影，对不明原因、不明部位的消化道出血患者更应如此，若怀疑直肠病变还需行髂内动脉造影。为提高造影诊断的阳性率，应注意以下几点：血管造影只有在活动性出血时才可能最大程度地发现出血的直接征象；正确选择造影血管是提高诊断阳性率的重要前提，应对临床上考虑的可能出血部位及造影过程中发现的可疑之处进行超选择性插管造影；延长造影摄片时间，以期发现极少量的造影剂外溢或静脉性出血；对造影阴性患者或出血间隙期患者，可使用血管扩张剂如山莨菪碱行药物性血管造影。

3. 药物灌注治疗

对出血病变范围广泛，或出血病变部位不明确，或不能做超选择性插管的患者，可采用药物灌注治疗。理论上导管尖端越接近出血部位，药物作用越集中、越强大，且可减少药物用量，减少不良反应的发生。然而实际操作中精确地进行超选择性插管并非易事，要根据具体情况决定超选择性插管至动脉的哪一级分支。治疗药物一般选用垂体后叶素，用微量注射泵匀速、精确灌注。开始剂量为 0.2 U/min，灌注 20～30 min 后复查血管造影。若见血管明显收缩，但仍能保持良好的血流、无造影剂外渗，则灌注有效。若血管无明显收缩，出血仍未控制，则增加至 0.4 U/min，继续灌注 20～30 min 后再次复查血管造影，如效果仍不理想则应考虑其他治疗方法。若血管造影表明出血已被控制，即可逐渐减量，每 6～8 h 减少 0.1 U/min 直至完全停止药物灌注。然后留管观察 12～16 h，确认出血已停止后拔除导管。若观察期间再次出血，则可重复灌注垂体后叶素。

4. 栓塞治疗

若病变或出血部位明确，导管能超选择性插入出血或异常动脉分支内，则可采用栓塞治疗。栓塞剂一般选用明胶海绵颗粒、明胶海绵条。造影证实导管选择到位并避开正常血管分支之后，固定导管，将与造影剂充分混合的明胶海绵颗粒由注射器经导管缓慢注入至血流明显减缓或停顿，后退导管造影观察治疗效果，若满意即可拔管。也可选用 PVA 颗粒和钢圈行永久性栓塞。

5. 消化道动脉栓塞

消化道动脉栓塞有引起肠梗死的危险，尤其是下消化道。因此应注意以下几点。①严格掌握栓塞的适应证，充分意识到肠系膜上、下动脉分支栓塞潜在的风险性。②操作细致，尽可能将导管超选择性插入至接近出血部位。③栓塞平面必须在动脉弓吻合支之上，以保证被栓塞部位必要的代偿血供，但又要尽可能避免损伤或栓塞较大的血管分支，以免周围血管代偿不足。④栓塞剂一般选用直径 2 mm 的明胶海绵颗粒，切忌使用末梢型栓塞剂。⑤在明胶海绵颗粒注入过程中应反复造影，当无造影剂外溢或病理性血管不再显影时即可停止注入栓塞物。⑥栓塞治疗一定要在患者凝血功能控制良好的基础上进行。⑦栓塞治疗后应行血管造影以确认疗效。患者黑便可能会持续 1 ~ 2 d，多为肠道内残血。

6. 食管胃底静脉破裂出血

可采用 TIPS 或直接（PTCD）经右侧腋中线入路经皮肝穿刺门静脉右支，将导管插入胃冠状静脉进行栓塞止血，栓塞剂可用无水酒精、明胶海绵颗粒、鱼肝油酸钠、弹簧圈等。

八、并发症与处理

1. 穿刺插管引起的并发症及造影剂过敏反应。

2. 腹痛：血管升压素使血管平滑肌和肠道壁收缩所致。若腹痛持续 20 ~ 30 min 甚至进行性加重，则可能是垂体后叶素用量过大、给药速率过快、导管位置不当或进入小分支造成药物分布不均匀、插管过程中损伤血管引起肠缺血所致，应根据情况调整药物用量、给药速度，复查造影调整导管位置。

3. 血管升压素可引起高血压、心绞痛、心律失常等心血管系统反应。因此在给药时应密切监护患者血压、心率等，一旦出现异常，必需调整药物用量甚至停止治疗。

4. 血管升压素有抗利尿作用，可引起水钠潴留、电解质失调，一旦出现应给予利尿处理并相应补充电解质。

5. 非靶器官误栓：最严重的是肠系膜上动脉栓塞。避免的关键在于预防，注射栓塞剂时应很好地掌握注射速率和压力，一旦发现血流减缓则应更加谨慎、少量、缓慢地注入栓塞剂，并随时用生理盐水冲洗，直至目标血管完全闭塞、血流停止。若已发生误栓，则应采用适当保护措施如给予激素、吸氧、疏通及扩血管药物等，以减少组织梗死的程度。

6. 小肠和结肠侧支吻合不丰富，栓塞后常造成缺血引起疼痛甚至肠坏死。肠系膜的栓塞应慎重，防止弓状吻合支以下血管过度栓塞，并尽可能地超选择性插管。

7. 为避免并发症的发生，除选择合适的栓塞剂外，在操作过程中应在电视透视下仔细观察导管的位置、注射速度、压力等，应尽可能做超选择性插管，防止栓塞剂反流，减少栓塞血管范围。

第五节 上消化道狭窄及瘘

上消化道狭窄及瘘是临床常见病及多发病，以前多采用外科手术治疗，但对于狭窄范围过大的恶性肿瘤已失去手术切除机会的患者、狭窄由转移性肿瘤引起的患者、极度衰竭而不能耐受手术的患者、因上消化道瘘所致肺部或纵隔严重感染的患者，外科手术难以取得较好临床疗效。近年来随着介入放射学的发展和介入器械的不断改进，球囊扩张成形术和内支架植入术治疗上消化道狭窄及瘘已经取得良好疗效，并且极少有严重并发症发生。

一、病因与病理

上消化道狭窄常见的病因主要为肿瘤、炎症、外伤、异物引起的损伤、化学性灼伤、手术后吻合口狭窄、贲门失弛缓症、先天性幽门肥厚等。上消化道瘘多由肿瘤侵蚀、肿瘤局部放疗后、炎症溃疡、化学性灼伤及外伤等引起。

不同病因所致的上消化道狭窄其病理改变各不相同，由炎症、外伤、化学性灼伤、手术后吻合口等原因引起的上消化道狭窄主要由炎性水肿及瘢痕收缩所致；肿瘤则是由于肿瘤组织向腔内生长造成的占位效应；贲门失弛缓症则是由于神经节细胞的缺失所致。

上消化道瘘的病理改变主要是食管气管瘘由于食物或分泌物大量进入支气管而造成肺部反复感染；食管纵隔瘘由于食物或分泌物大量进入纵隔而造成纵隔反复感染。

二、临床表现

各种病因引起的上消化道狭窄及瘘，除了具有原发病的临床表现外，其主要症状是吞咽困难及进食后呕吐。若发生食管气管瘘，可有进食时呛咳，继发肺部感染时出现发热、咳嗽、咳痰等症状；若发生食管纵隔瘘可有胸骨后疼痛、发热等症状；若瘘发生在胃或十二指肠则有腹痛、发热及腹部压痛、反跳痛等腹膜炎的症状与体征。

三、影像学表现

上消化道狭窄及瘘的影像诊断主要依靠上消化道钡餐检查，不仅可明确有无狭窄及瘘，而且可明确狭窄的部位、性质、程度及瘘口的大小、部位及流向。上消化道钡餐常见征象如下。

1. 上消化道的局部管腔狭窄：化学性灼伤的狭窄范围较长、腔壁不规则；恶性肿瘤引起的狭窄可见黏膜破坏、管壁僵硬不规则、腔内充盈缺损等恶性肿瘤的征象；贲门失弛缓症则有贲门部"鸟嘴样"狭窄、狭窄段以上管腔扩张及气液钡分层等特征性表现。

2. 狭窄部以上管腔扩张及钡剂通过障碍。

3. 有瘘道形成时，则可见钡剂自管腔向外溢出征象。若为食管气管瘘，则钡剂自食管经瘘管进入气管及支气管内，转动体位多可清楚显示瘘口的部位及大小。

四、介入治疗适应证及禁忌证

（一）球囊扩张适应证与禁忌证

1. 球囊扩张治疗适应证

①手术后吻合口狭窄；②化学烧伤后狭窄；③贲门失弛缓症；④肿瘤放疗后狭窄；⑤反流性食管炎所致食管狭窄；⑥恶性肿瘤放置支架前；⑦食管静脉曲张硬化剂治疗后狭窄；⑧食管外伤或异物引起的损伤后狭窄；⑨先天性狭窄；⑩幽门梗阻主要因十二指肠球部溃疡或幽门溃疡愈合后的瘢痕狭窄。

2. 球囊扩张治疗禁忌证

应注意掌握扩张时机，过早扩张由于初期瘢痕组织脆弱，易发生穿孔；过晚扩张则由于瘢痕组织老化，不易扩开。下列时期则不宜扩张治疗：①上消化道手术后吻合口狭窄（1个月内）；②化学烧伤性狭窄急性炎症期（3个月内）；③放疗期间或放疗后不久的患者，由于急性期放射反应，在球囊扩张过程中，可能会造成食管的撕裂伤，引起剧痛或出血甚至穿孔。此外，上消化道恶性肿瘤堵塞或癌肿切除后的吻合口肿瘤复发引起的梗阻，因无长期疗效且易穿孔、出血，属相对禁忌证。

（二）内支架置入术的适应证与禁忌证

1. 内支架置入术适应证

①上消化道晚期恶性肿瘤引起的管腔狭窄存在严重梗阻或并发的食管气管瘘、纵隔瘘、胸腔瘘，已不可能手术或拒绝手术者；②纵隔恶性肿瘤压迫食管引起吞咽障碍者；③吻合口肿瘤复发导致狭窄者；④食管自发性破裂或穿孔保守治疗无效者；⑤食管良性狭窄球囊反复扩张无效或效果欠佳者（可用回收支架治疗，7～10 d内经胃镜取出，该方法可使食管狭窄段逐步扩张，管壁肌层撕裂较为规则，修复时瘢痕相对较少，再狭窄发生率低，中远期疗效满意）。

2. 内支架置入术禁忌证：①严重的心、肺疾病患者；②不可控制的出血性体质；③支架上缘需高于第7颈椎以上的肿瘤狭窄不宜放支架，因异物感明显，而且支架可能压迫气管；④放疗期间或放疗后不久的患者，应待食管的充血、水肿减轻后，再行支架置入术；⑤贲门、胃十二指肠梗阻的患者伴有门静脉高压所致食管、胃底重度静脉曲张出血期或广泛的肠粘连并发多处小肠梗阻者。

五、术前准备

（一）患者准备

1. 术前胃镜或钡餐检查明确诊断，常规病理活检检查。全面了解病史，特别注意有无麻醉药品的过敏史，高血压病史，严重的心脏病史，常规查血常规、肝肾功能电解质和出凝血时间及胸片、心电图等。

2. 术前心理护理：向患者及家属解释球囊扩张、支架置入术的目的和方法，讲明手术的安全性、可行性和优越性，消除患者顾虑，以取得患者理解和配合，保证手术的顺利进行。

3. 术前 4 h 禁食、水，以避免术中发生呕吐而误吸。

4. 术前 10 min 肌内注射盐酸山莨菪碱 10 ～ 20 mg，以减少口腔和消化道分泌，但青光眼、前列腺肥大、严重心脏病和心律失常患者禁用。

5. 恶性肿瘤切除术后疑为肿瘤复发者，应先行内窥镜检查，明确诊断后再行治疗。

（二）器械准备

适当规格的球囊导管、导丝、单弯导管、注射器、活塞开关、开口器、相应型号的支架或带膜支架及支架输送器。

六、手术操作常规

（一）球囊扩张

1. 患者侧卧于 DSA 台上，头下垫好敷布，将接纳呕吐物的容器或卫生纸放置于旁。将导管、导丝用清水冲洗备用。去除义齿，口咽部喷雾麻醉后含开口器。

2. 用 5 F 单弯导管及超滑导丝经口引入食管，造影观察狭窄的范围、部位、程度，并选择恰当的骨性定位标志。

3. 根据造影剂的流向，将导丝、导管送入胃腔。狭窄严重时，应在狭窄上下方造影，明确狭窄的长度。

4. 撤 5 F 单弯导管，交换置入球囊导管，使球囊的中心位于狭窄段中点，注入少量造影剂显示狭窄对球囊的压迹（束腰征），再次确认球囊位置准确后，用注射器向球囊内注入稀释的造影剂或气体使球囊逐渐膨胀，可见狭窄处对球囊所形成的压迹逐渐变浅。当患者感到疼痛难忍或狭窄对球囊形成的压迹已展平或加压遇到明显阻力时，即应停止加压并关闭活塞，维持球囊内压力 10 min 左右，然后放开活塞，将球囊减压 5 min 后再次加压，直至扩张满意。对于狭窄严重的病例，需先从小口经球囊导管开始扩张；若狭窄严重或狭窄段屈曲，导丝通过阻力较大时，要注意避免穿孔或假道的发生。食管灼伤后形成的多段狭窄要逐段扩张。

5. 撤出球囊导管及导丝，观察球囊导管是否存有血迹。若有明显血迹，可用立止血 1 kU 肌内注射和饮冰盐水 100 mL。

（二）支架置入

1. 备好支架，长度应根据病变长度来决定，一般超过病变两端 2 cm 以上为宜。

2. 患者侧卧于 DSA 台上，头下垫好敷布，将接纳呕吐物的容器或卫生纸放置于旁。将导管、导丝用清水冲洗备用。去除义齿，口咽部喷雾麻醉后含开口器。

3. 用 5 F 单弯导管及超滑导丝经口引入食管，造影观察狭窄的范围、部位、程度，并选择恰当的骨性定位标志。

4. 根据造影剂的流向，将导丝、导管送入胃腔。狭窄严重时，应在狭窄上下方造影，明确狭窄的长度。

5. 撤 5 F 单弯导管，将内支架安放于支架输送器内，沿导丝送入上消化道狭窄部位，在 X 线透视监视下调整支架于最佳位置后缓慢释放。内支架的两端应超过狭窄段 2 cm，或带膜支架的中部正对瘘口所在位置。

6. 撤输送器及导丝，即刻行食管造影，观察开通情况。

以往支架释放前常用球囊导管将狭窄段进行预扩张，经验表明，多数情况下，预扩张是不必要的，因支架释放后可立即膨胀到原有直径者约占60%，另约40%的患者在支架释放后虽存在较明显的压迹，但梗阻症状明显改善，而且术后1周内复查，绝大多数支架可膨胀至原有直径。不采用球囊扩张的优点：术后患者无明显的疼痛感；过度的球囊扩张造成的出血、管腔破裂和感染的机会减少；支架受肿瘤的暂时压迫，又减少了移位的概率。但在支架释放装置难以通过狭窄段时和术后1周内复查仍有明显压迹并梗阻症状改善不理想者，仍需球囊成形术的支持。

支架距离食管口太近或覆盖食管入口括约肌，可导致吞咽功能紊乱、误吸。一般选用18～20 mm的支架，其上端置于第7颈椎体的下缘。上、下缘避开主动脉弓，贲门部位狭窄时支架略超出贲门口即可，防止支架滑入胃内。

食管纵隔瘘患者合并脓肿时，应禁食，脓腔内置管，给予庆大霉素16万单位加生理盐水250 mL冲洗，2次/d，并全身给予敏感抗生素抗感染治疗，待冲洗液清亮，体温降为正常时，再置入被膜支架。

放疗后形成的食管纵隔、气管瘘患者，易于出现气管软骨软化，食管支架对周围气管的压迫可导致其塌陷，引起急性气道阻塞。因此，在置入覆膜支架前应仔细评估气管壁的支撑功能，同时做好置入气管支架的准备。

七、术后处理

1. 球囊扩张术后密切观察患者生命体征，患者有轻度疼痛、少量渗血时一般不需要特殊处理，如出血量较大，可经导管在狭窄部喷洒凝血酶（每次400单位，每2 h 1次，共4次），如出血量大伴有胸痛或上腹痛明显、腹膜刺激征者，可给予静脉输血，同时立即检查排除穿孔。当穿孔发生时，小的穿孔经保守治疗即可痊愈，较大的穿孔应立即手术，也可采取暂时内支架置入，待7～10 d穿孔经抗感染治疗痊愈后取出支架。

2. 球囊扩张术后观察1 h后，患者无其他特殊不适，当咽部麻醉效应消失时即可进流食，同时嘱患者口服庆大霉素，预防术后感染。

3. 贲门失弛缓症者应给予抑酸药物。

4. 球囊扩张术后2～3 d待扩张部位黏膜水肿消失、损伤修复后应鼓励患者吃半流质饮食或普食，有益于狭窄部的扩张。

5. 两次扩张治疗的间隔时间，初次为1～2周。以后根据患者症状改善程度和维持时间，逐渐延长间隔时间。

6. 如果扩张2个月后，仍不发生梗阻症状，一般无须再扩张，只进行随访观察即可。

7. 支架置入术后口服庆大霉素1周。

8. 支架置入术后1～2 d，在支架完全扩张后进流食，以防带渣食物经上缘潴留在管壁与支架周围间隙。

9. 支架置入术后3～7 d进软食，1周后进半流食或普食。避免进硬、冷及黏滞性食物，餐后饮温开水冲洗支架。

10. 支架置入术后3 d内常规给予抗生素及止血、止痛等药物治疗，术前有瘘者应延长用药时间，直至感染消除。

11. 依置入支架后营养及全身状况改善程度辅以放化疗及对症支持治疗。

八、并发症及处理

1. 胸痛：大部分患者在1周左右疼痛可减轻或消失，剧痛者肌注50～100 mg哌替啶后多能缓解。

2. 出血：发生在球囊成形中，为病变组织撕裂所致，表现为球囊导管沾有血迹，或术后粪便潜血试验阳性，经由食管呕出表现为呕血，经瘘道进入呼吸道则表现为咯血。少量出血可采取禁食、口服凝血酶、静脉输注止血剂以及三腔管压迫止血。大量出血，应先通过胸主动脉、食管固有动脉、支气管动脉造影明确出血原因及部位，再选择合适的介入方法如栓塞或主动脉支架置入等方法进行止血。

3. **胃液反流**：表现为持续性胸骨后烧灼样痛，卧位时明显。当在贲门或食管胃、胃空肠吻合口处使用防反流支架后仍有反流者，需长期服用 H_2 受体阻滞剂（奥美拉唑）及西沙比利等促消化道动力药物。

4. **食管穿孔或破裂**：插管过程中导丝偏离食管腔或狭窄段被过度扩张，撕裂所致。如果患者出现发热、明显胸痛、上腹痛、腹膜刺激症状口服碘剂造影表现为造影剂进入食管腔以外的间隙如纵隔等。穿孔很小，症状较轻者采用保守治疗多可痊愈。出现纵隔气肿、气胸、呼吸功能不全者需手术治疗。

5. **再狭窄**：球囊扩张患者术后 1 年的再狭窄发生率为 10% ～ 30%，瘢痕组织回缩、术后瘢痕再形成成为再狭窄的主要原因。术后口服泼尼松龙 7 ～ 10 d 可减少或延缓瘢痕的形成，减少狭窄复发的机会。支架置入者是局部黏膜、纤维组织增生浸润所致，术后若不配合放疗和化疗等综合治疗，半年内出现管腔再狭窄占 90% 以上。

6. **支架移位**：多发生在食管下端病变，进食后食管蠕动是支架移位的主要原因。支架置入前不使用球囊预扩张、使用带有倒刺的支架或成喇叭口状支架、增加支架的支撑力能有效防止支架移位。支架移位后，可使用腔镜将之取出。

7. **贴膜不良综合征**：狭窄上方食管明显扩张者在食管支架置入术后，支架与食管壁间不能完全贴覆而出现空隙，造成食物残渣长期滞留其间导致局部感染，引起患者吞咽时疼痛，甚至出现静息痛，嗳气时可嗅到明显腐败食物的味道，称为贴膜不良综合征（发生率仅在 5% 左右）。预防措施主要是要预见到可能发生本并发症的情况，采用直径较大（20 ～ 24 mm）的支架；术后严格禁食，待碘剂食管造影复查显示支架与食管完全贴覆后方可进食。如果发生并发症，尽快取出支架是合理的处理措施。

微信扫码
◆ 临床科研
◆ 医学前沿
◆ 临床资讯
◆ 临床笔记

第七章

心血管疾病的介入治疗

第一节　冠心病

一、冠状动脉造影术

1958 年 Sones 医生通过切开肱动脉，逆行插入导管，进行了首例选择性冠状动脉造影术。1967 年 Judkins 和 Amplatz 医生相继开展了逆行经皮经股动脉穿刺插入特制成形导管进行选择性冠状动脉造影术，使该技术进一步完善并在临床上得以推广应用。近 20 多年来，各种导管器械设备的改进、造影技术的提高及操作步骤的标准化，大大提高了冠状动脉造影术的成功率和安全性。尽管各种新型无创性诊断影像技术不断进展，但冠状动脉造影术仍是临床上诊断冠状动脉病变的"金标准"。通过冠状动脉造影可直接显示冠状动脉病变并确定其部位和程度，从而为临床医生提供确切的诊断依据，从而制订治疗方案。

（一）用于冠脉成形的适应证

临床上冠心病诊断明确的患者，当考虑进行冠状动脉介入治疗（PCI）或主动脉－冠状动脉旁路移植术（CABG）时，需先行冠状动脉（冠脉）及左心室造影，明确病变部位，评估狭窄程度及左心室功能，以确定合适的治疗方案。

1. 急性心肌梗死

当急性心肌梗死出现以下情况时应急诊进行冠状动脉造影。

（1）发病时间小于 12 h 的急性 ST 段抬高心肌梗死（STEMI），或时间已超过 12 h 但仍有胸痛，拟行急诊冠脉介入治疗使梗死相关血管再通时。

（2）急性心肌梗死并发心源性休克，血流动力学不稳定者，应在主动脉内囊反搏支持下，急诊冠脉造影，若病变适宜，可行介入治疗，若病变累及多支血管或病变弥漫，可进行急诊 CABG。

（3）急性心肌梗死并发室间隔穿孔或乳头肌断裂等并发症，出现心源性休克或急性肺水肿，内科治疗仍不能使血流动力学稳定，拟行急诊外科手术时，应急诊冠脉造影，以了解病变血管及间隔穿孔部位，为手术方案提供依据。

（4）心肌梗死后反复心绞痛发作是早期冠状动脉造影的指征。梗死后心绞痛往往提示冠脉早期再通但残余狭窄仍很严重，如不及时血运重建治疗，可能发生梗死后延展或再梗死。

（5）急性非 ST 段抬高心肌梗死（NSTEMI）高危患者，如肌钙蛋白增高，新近再发 ST 段压低，心功能不全，有持续性室性心动过速，或血流动力学不稳定，既往 PCI（6 个月内）和 CABG 病史者，有急诊冠状动脉造影指征。急性冠状动脉综合征（ACS）诊断和治疗指南指出：NSTEMI 高危患者早期血运重建可降低心肌梗死和死亡风险。

2. 稳定型心绞痛

研究表明，介入治疗或冠状动脉旁路移植术可有效缓解冠心病患者的心绞痛，提高生活质量，CABG 还可延长严重冠状动脉病变患者的寿命。因此，当药物治疗效果不满意时应行冠状动脉造影，以便进行血运重建治疗。

3. 不稳定型心绞痛

心绞痛由稳定转变为不稳定，常提示冠状动脉病变发生了变化，使心绞痛发作加重。不稳定型心绞痛易发展成急性心肌梗死或猝死，故当药物治疗不能控制时，应及早进行冠状动脉造影以便血运重建。

4. 陈旧性心肌梗死

陈旧性心肌梗死伴有劳力或自发性心绞痛者。合并室壁瘤、充血性心力衰竭或二尖瓣反流者，该类患者内科治疗效果不好，且预后差。应进行冠状动脉及左心室造影以明确冠状动脉病变、室壁瘤大小及部位和二尖瓣反流情况，以决定外科手术。心肌梗死后无症状者，也应做冠状动脉造影评估冠状动脉病变，病变严重者应行血运重建。

5. PCI 和 CABG 术后心绞痛复发

这类患者心绞痛复发而药物治疗效果不满意时，应再次造影以便再次血运重建。

（二）用于冠心病诊断的适应证

1. 胸痛症状不典型，临床上难以确诊的患者，应行造影以明确诊断。

2. 原因不明的心脏扩大，室性心动过速，心力衰竭，心电图异常 Q 波等，有做冠状动脉造影的指征。

3. 无症状但运动试验阳性，尤其是多导联 ST 段压低 ≥ 2 mm 或运动时 ST 段抬高 ≥ 2 mm，血压下降 10 mmHg 以上，出现室性心动过速者以及原发性心搏骤停复苏成功者，都应进行冠状动脉造影及左心室造影以明确诊断。

（三）用于非冠心病的适应证

1. 瓣膜性心脏病

瓣膜性心脏病可同时合并冠心病，如瓣膜性心脏病患者伴有胸痛时，应行冠状动脉造影检查以明确诊断。

2. 外科手术前的常规检查

没有胸痛症状者，外科手术前也应常规行冠状动脉造影，以排除合并存在的冠状动脉病变。

3. 主动脉缩窄、升主动脉瘤、主动脉瓣及二尖瓣反流、左心室流出道狭窄等可通过主动脉造影和左心室造影来诊断。由于彩色超声心动图和多普勒检查可提供明确诊断，故这一适应证已不多用。

4. 肥厚型心肌病

肥厚型心肌病可与冠心病合并存在，故有胸痛症状者应行冠脉造影；梗阻性肥厚型心肌病如拟行化学消融治疗，应先行冠状动脉造影以确定手术方案。

（四）冠脉造影禁忌证

1. 凝血功能异常：服用华法林抗凝治疗者，术前 48 h 应停服以防造影后止血困难。应用肝素者术前 2 h 应停用。血小板计数在 5 万以下可增加出血并发症。

2. 不能控制的严重心力衰竭和严重心律失常。

3. 急性心肌炎。

4. 活动性出血或严重出血倾向。

5. 感染性心内膜炎。

6. 严重的电解质紊乱，低钾血症。

7. 严重肝病、周身感染或其他不能控制的全身疾病。

8. 肾功能不全：中度或重度肾功能不全患者进行冠脉造影，造影剂可加重肾脏损害。

9. 碘造影剂过敏：术前应行造影剂过敏试验，用非离子碘造影剂可减少过敏反应。如有严重反应或既往严重过敏者，不能做冠脉造影。

10. 严重的外周血管疾病：股髂动脉严重病变、锁骨下动脉狭窄或闭塞者，导管无法通过外周病变血管。

11. 腹主动脉夹层：不能从股动脉途径，可从桡动脉途径完成冠脉造影。

（五）冠状动脉造影径路

目前常采用的血管径路为股动脉径路和桡动脉径路，少数不能经股动脉或桡动脉径路者可穿刺肱动脉完成。

1. 股动脉径路

左心导管检查应用最广泛的血管入路，具备穿刺容易、操作方便迅速等优点。缺点是患者卧床时间较长，不易耐受，局部血管并发症相对较桡动脉径路高；髂动脉粥样硬化病变严重者，导管不能穿过弯曲及狭窄的部位，手术不易成功。

2. 桡动脉径路

由于手术器械的改进及操作技术水平的提高，经桡动脉径路进行选择性冠状动脉及左心室造影已被广泛采用，目前绝大多数手术经桡动脉径路完成，极少数经桡动脉不能成功前采用股动脉径路。经桡动脉径路优点为血管并发症少，患者不需长时间卧床，使用共用管可一次完成左右冠脉造影。缺点是桡动脉管径小，容易痉挛，穿刺相对较难，操作后桡动脉有闭塞的可能。选择桡动脉径路者，必须符合 Allen 试验阳性，如阴性，表示掌弓循环差，不能经桡动脉径路操作。

（六）冠脉造影技术

1. 造影导管选择

股动脉径路常用的有 Judkins 左右（JL，JR）和 Amplatz 左右（AL，AR）造影导管，左冠脉造影管从 JL 3.5 ~ 6，AL 1 ~ 3，根据主动脉窦的宽度来选择。用于右冠脉的有 JR3.5 ~ 6 和 AR1 ~ 3；Judkins4 是最常用的导管，可完成大部分患者的冠脉造影（图 7-1）。少数开口异常的冠状动脉需选用特殊的造影管，如多功能的造影管可用于左右冠脉及桥血管造影，左右内乳动脉可选专用于内乳动脉的造影（图 7-2）。桡动脉径路常选用适用于左右冠动脉的共用管，Judkins 和 Amplatz 导管同样也适用于桡动脉径路。左心室及主动脉造影用猪尾巴导管完成。

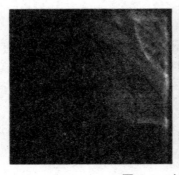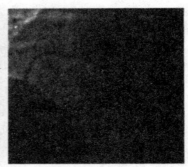

图 7-1　左右冠状动脉

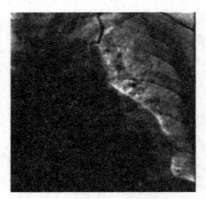

图 7-2　左侧内乳动脉桥血管

2. 术前准备

常规的检查包括血、尿、便三大常规，血生化全项（肝肾功能、血糖、电解质等），凝血酶原时间及活动度，乙肝五项、丙肝抗体、梅毒及艾滋病抗体及心电图、X 线胸片、超术前不需禁食，但不宜过

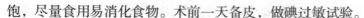

饱，尽量食用易消化食物。术前一天备皮，做碘过敏试验。

3. 造影当日入导管室前建立静脉输液通道

如患者紧张可酌情给予地西泮 10 mg，肌内注射。造影后拟行介入治疗患者，术前一天应顿服阿司匹林 300 mg，氯吡格雷 300 mg（已服用氯吡格雷 75 mg/d 连续 6 d 以上者不需顿服），以防止术中或术后支架部位出现急性血栓。另外，根据病情术前还需服用硝酸酯类或钙通道阻滞药、β 受体阻断药等药物，以防止术中血管痉挛或因紧张心率增快等。

4. 手术医生术前应查看患者，全面掌握患者的临床资料，检查桡动脉、股动脉及足背搏动并做 Allen 试验等，选择造影径路。与患者及家属交流，介绍病情和造影检查的必要性及可能的并发症，获得知情同意书。

5. 术中用药：

（1）肝素：动脉鞘管插好后，经动脉鞘管注入 300 U 的普通肝素，以减少导管在体内操作带来的血栓并发症，如需行冠状动脉支架术，则应再补充肝素 7 000 U（总计 10 000 U），以防止支架置入后的血栓并发症。

（2）硝酸甘油：造影发现冠状动脉狭窄时，应从相应冠状动脉注入硝酸甘油 0.2 mg，于相同体位重复造影，以排除冠状动脉痉挛；术中如出现冠状动脉痉挛或心绞痛发作，可立即于相应冠状动脉注入硝酸甘油 0.2 mg（如血压偏低给 0.1 mg），可重复应用，直到疼痛或痉挛解除。

（3）阿托品：冠状动脉内注射造影剂时可引起显著心动过缓，可用阿托品对抗。预防性用阿托品仅适用于术前心率较慢者，一般可 0.5 mg 静脉推注。

6. 术后处理：

（1）拔除鞘管：造影完成后立即拔除鞘管，压迫止血，严密观察穿刺部位有无出血、血肿等。

（2）不需常规卧床。

（3）返回病房后，应严密监测血压、心率的变化，常规检查心电图，复查血、尿常规和肾功能等，并心电监测 24 h，如无特殊情况不应用抗生素。

（4）适量多饮水，以利于造影剂排出，不宜过急过多，以免胃过度膨胀。

二、经皮冠状动脉支架植入术

（一）介入治疗适应证

1. 心绞痛（稳定型和不稳定型）药物治疗效果欠佳，冠状动脉造影提示血管有 75% 以上狭窄。
2. 心肌梗死（急性或陈旧性）。
3. 冠脉搭桥术后心绞痛。
4. PTCA 术中急性闭塞并发症。
5. PTCA 术后再狭窄或预防 PTCA 术后再狭窄。

（二）介入治疗禁忌证

1. 有出血倾向、脑血管意外，有阿司匹林、波立维等抗栓和抗凝剂治疗禁忌者。
2. 冠脉病变狭窄在 70% 者，病变血管直径小于 2.5 mm。
3. 病变血管部位或其近心端血管过度弯曲。
4. 病变部位大量血栓形成。
5. 过长的弥漫性病变，预计支架不能覆盖病变全部时。
6. 严重弥漫性粥样硬化的多支血管病变，球囊扩张成功可能性小而心外科冠脉搭桥手术更安全、效果更理想者。
7. 无保护的左主干病变。
8. 无心外科急诊冠脉搭桥手术者。

（三）术前准备

1. 术前检查：各种实验室检查准备同前。

2. 对患者家属讲清楚治疗的必要性、可靠性及可能出现的危险性并签署知情同意书，给患者介绍治疗的大致过程及需配合的内容，使其解除紧张情绪并能在术中配合好。

3. 术前 1 d 检查桡动脉搏动，并行 Allens 试验检查。

4. 术前 1 d 波立维负荷 300 mg，阿司匹林 300 mg。

5. 术前当天临时医嘱：今日在局麻下行冠脉造影术及冠脉支架植入术、碘过敏试验。

6. 手术医生于术前必须查看患者、检查术前准备情况。

（四）介入治疗技术

1. 常规消毒、铺巾、1% 利多卡因注射液局麻，以 Seldinger 技术穿刺桡动脉。

2. 动脉鞘管和各种导管到位后必须用肝素盐水冲洗。

3. 动脉鞘插入后，即经鞘注入肝素 100 U/kg，手术每增加 1 h 追加 1 000 U。

4. 严格检查，使各系统处于密闭状态，防止空气进入，保证压力，心电监测工作正常。

5. 插入合适导引导管至病变冠脉口，选择好最佳投照角度，进行介入治疗前造影（图 7-3），确保持续压力及心电监测。

6. 经导引导管送入导引导丝跨过病变部位至病变血管远端。

7. 沿导引导丝送入预扩张球囊，确认球囊抵达病变部位后以 8 ~ 16 Pa，预扩张 10 ~ 15 s。

8. 撤出球囊，沿导引导丝送入支架至病变处，精确确定支架位置（图 7-4）。

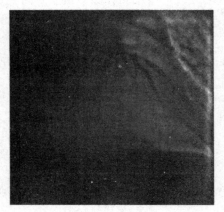 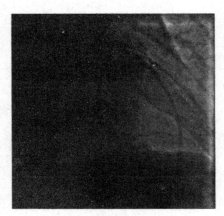

图 7-3　前降支中段 85% 狭窄，置入双导丝　　　　图 7-4　病变部支架定位

9. 精确定位后以 8 ~ 16 Pa 扩张支架 10 ~ 15 s，排气后再次造影观察支架膨胀效果，必要时再次后扩张支架，保证支架充分扩张贴壁（图 7-5）。

10. 退出球囊后重复造影（图 7-6）。

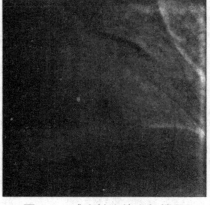 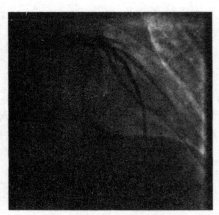

图 7-5　球囊扩张使支架撑开　　　　图 7-6　支架植入术后复查造影显示狭窄解除

11. 观察 15 ～ 20 min 重复造影证实扩张满意，无并发症后撤出导丝、导管，固定动脉鞘管，无菌包扎，送返病房。

（五）术后处理

1. 术后观察检查

血压、心率、心律，记录尿量至尿量达 800 mL，术后即刻行 12 导联心电图检查（必要时需查 18 导联心电图），必要时次日复查血常规、肾功能，酌情查电解质。

2. 伤口处理

桡动脉穿刺处加压包扎 4 ～ 6 h，密切观察伤口出血、肢端皮肤颜色、皮温及远端桡动脉搏动情况，每 1 ～ 2 h 给予压迫器减压。

3. 术后用药（必需药物）

拜阿司匹林片 100 mg，每天一次，波立维片 75 mg，每天一次，立普妥片 20 mg，每天一次，酌情静脉泵入替罗非班 3 ～ 6 mL/h。

（六）并发症及处理

1. 急性血管闭塞

出现后立即冠脉内注入硝酸甘油 200 μg，替罗非班 10 mL，酌情考虑重新进行冠状动脉球囊扩张术（PTCA）、冠脉内支架、冠脉内溶栓，必要时行紧急冠脉搭桥术。

2. 支架处再狭窄

再扩张、支架内支架、搭桥术。

3. 内膜撕裂

处理原则可选用低压力长时间扩张球囊贴附内膜、冠脉内支架，必要时行紧急搭桥术。

4. 冠脉痉挛

冠脉内注入硝酸甘油 200 ～ 300 μg。

5. 冠脉内血栓形成

予以冠脉内溶栓治疗或静脉推注替罗非班或行冠脉内血栓抽吸。

6. 冠脉穿孔或破裂

有心包填塞者，行开胸手术治疗。

7. 室性心动过速、室颤

电转复和抗心律失常治疗。

第二节　风湿性心脏病二尖瓣狭窄

风湿性心脏病是临床常见疾病，二尖瓣狭窄为主的风湿性心脏瓣膜病常需要介入或手术治疗。经皮球囊二尖瓣成形术（percutaneous balloon mitral valvuloplasty，PBMV）是利用球囊扩张的机械力量使粘连的二尖瓣叶交界处分离，以缓解瓣口狭窄程度。根据所用扩张器械的不同可分为 Inoue 球囊法、聚乙烯单球囊法、双球囊法及金属机械扩张器法（DENG），目前临床普遍应用的是 Inoue 球囊法。

（一）介入治疗适应证

1. 尖瓣口面积在 1.5 cm² 以下，瓣膜柔软，无钙化和瓣下结构异常（Wilkins 超声计分在 8 分以下）。

2. 窦性心律，无体循环栓塞史。

3. 不合并二尖瓣关闭不全及其他瓣膜病变。

4. 无风湿活动，年龄在 50 岁以下。

5. 有明确临床症状，心功能为 NYHA Ⅱ ～ Ⅲ级者。

6. 相对适应证：

（1）二尖瓣口面积在 1.5 cm² 以下，合并下列情况之一者。

（2）二尖瓣叶弹性较差及钙化，Wilkins 超声计分在 8 分以上，或透视下二尖瓣有钙化者。

（3）外科闭式分离术后或经皮球囊二尖瓣成形术后再狭窄者。

（4）合并轻度二尖瓣关闭不全或主动脉瓣关闭不全。

（5）心房颤动患者食管超声心动图证实无左心房血栓（需抗凝治疗 4 ~ 6 周）。

（6）合并仅限于左心房耳部机化血栓或无左心房血栓的证据，但有体循环栓塞史者（需抗凝治疗 4 ~ 6 周）。

（7）高龄患者（需行冠状动脉造影）。

（8）合并中期妊娠患者。

（9）合并急性肺水肿患者。

（10）合并其他可能行介入性治疗的先天性心血管畸形患者，如房间隔缺损、动脉导管未闭、肺动脉瓣狭窄及肺动静脉瘘等。

（11）合并其他不适合外科手术情况的患者，如心肺功能差或因气管疾病等不宜手术麻醉者。

（12）合并其他心胸畸形，如右位心或明显脊柱侧弯者。

（13）已治愈的感染性心内膜炎且经超声心动图证实无瓣膜赘生物者。

（二）介入治疗禁忌证

1. 合并左心房新鲜血栓者。

2. 有活动性风湿病者。

3. 未控制的感染性心内膜炎或有其他部位感染性疾病者。

4. 合并中度以上的二尖瓣关闭不全、主动脉瓣关闭不全及狭窄者。

5. 瓣膜条件极差，合并瓣下狭窄，Wilkins 超声计分在 12 分以上者。

（三）介入治疗技术

1. 术前准备：常规准备及准备各种心电监护抢救设备、临时心脏起搏器等。

2. 器械：血管穿刺针，动脉鞘管（5 ~ 7 F），0.032 英寸导引钢丝（长 145 cm），猪尾巴导管及端侧孔导管（5 ~ 7 F），Inoue 球囊导管及附件，房间隔穿刺针及其鞘管。

3. 向患者说明术中需与医生配合的注意事项，签署知情同意书。

4. 局麻下经皮穿刺股静脉（或颈内静脉），股动脉插管，常规测左心室、主动脉及肺动脉压。

5. 将猪尾巴导管置于主动脉根部监测动脉压。

6. 穿刺房间隔后（图 7-7），撤出房间隔穿刺针，将房间隔穿刺针套管送入左心房并测左心房压力；猪尾巴导管送入左心室并测跨二尖瓣压差。

7. 经房间隔穿刺针套管将左心房导丝（环形导丝）送入左心房（图 7-8）；撤出房间隔穿刺针套管，用扩张管沿环形导丝依次扩张经皮穿刺点、股静脉及房间隔后退出体外，保留环形导丝于左心房内。

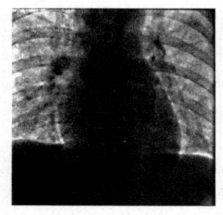

图 7-7　穿刺房间隔

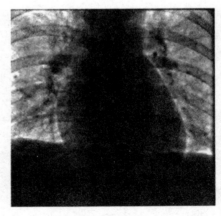

图 7-8　导入环形导丝入左心房

8.　观察患者症状、心率、心律、血压及透视下心脏搏动均无异常后，静脉推注肝素 0.5 ～ 1.0 mg/kg。

9.　球囊直径的选择：首次扩张直径的选择应根据患者的二尖瓣条件确定。对于理想适应证患者，首次扩张直径（mm）＝［身高（cm）/10］＋ 10。属于相对适应证患者，则应按上述公式减 2 mm 或更小直径开始扩张。

10.　将备好的 Inoue 球囊导管沿环形导丝送入左心房，撤出延伸器及环形导丝。在右前斜位透视监测下送入二尖瓣探条，逆时针方向旋转二尖瓣探条并同时前后推送球囊导管（前端球囊应酌情部分充盈），使其通过二尖瓣口达左心室心尖部。确定球囊于左心室处于游离状态后，将前端球囊进一步充盈并回撤球囊导管使其卡在二尖瓣口的左心室面，此时快速充盈后端球囊，然后迅速地回抽使其退至左心房（图 7-9）。

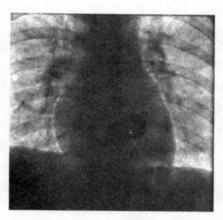

图 7-9　二尖瓣球囊扩张，蜂腰消失时球囊撤回左心房

11.　核对心尖部杂音，重复测定左心房压力及跨二尖瓣压差。

12.　效果满意后将球囊导管退至右心房，再用二尖瓣探条将球囊导管送至肺动脉，测定肺动脉压力。

13.　操作完毕后，撤出导管，局部压迫止血。

（四）疗效评价

一般根据左心房压力、二尖瓣平均跨瓣压差及二尖瓣口面积的变化来判定，也要参考患者术前瓣膜条件、瓣口面积、左心房压力及二尖瓣跨瓣压差等。理想适应证患者术后二维超声心动图测得的二尖瓣口面积 ≥ 2.0 cm^2，心导管测量的左心房平均压 < 11 mmHg，二尖瓣平均跨瓣压差 ≤ 6 mmHg，心功能提高 1 级以上的患者疗效为优。对于瓣膜条件差的相对适应证患者，术后二维超声心动图测得的二尖瓣口面积 ≥ 1.5 cm^2。左心房平均压及二尖瓣平均跨瓣压差术前测量值较正常增高的部分下降 50% 以上，心功能提高 1 级以上的患者疗效可判定为成功。另外，有些学者提出将术后二尖瓣口面积较术前增加 25% 或 50% 以上为 PBMV 成功的另一指标。

（五）术后处理

1.　穿刺侧肢体制动 8 h，卧床 20 h，局部沙袋压迫 6 ～ 8 h。

2.　严密观察心率、心律、心音、心脏杂音、呼吸及血压情况。

3.　密切注意穿刺部位有无血肿、渗血和下肢水肿，注意足背动脉搏动情况。

4.　经静脉给予抗生素 1 ～ 3 d 以预防感染。

5.　口服肠溶阿司匹林 150 ～ 300 mg，1 次 / d（2 个月）。

6.　心房颤动患者，术后继续应用洋地黄或 β 受体阻断药控制心室率；若不复律者，应长期服用肠溶阿司匹林或华法林抗凝。

7.　术后 24 ～ 48 h、6 个月及 12 个月以上复查超声心动图、心电图、X 线心脏正位及左侧位（服钡）片。

（六）并发症及处理

1. 心脏穿孔、心脏压塞：穿刺房间隔后，注意心脏搏动，及时排除心脏压塞后再行肝素化。若术中发现大量心包积液，应立即行心包穿刺，将心包腔内的血液抽出后可经静脉通道注入体内，既能降低心包腔内的压力又可避免失血性休克。若发现扩张管已穿破心包腔，切忌退管，应尽快施行外科手术。

2. 二尖瓣关闭不全：对瓣膜条件较差者首次扩张球囊直径不宜过大，且重复扩张时应每次球囊直径增加 0.51 nm 为妥，以防止二尖瓣关闭不全发生。若 PBMV 术后发生轻至中度二尖瓣关闭不全，可酌情保守治疗随诊观察；重度二尖瓣关闭不全者应择期施行外科瓣膜置换术。

3. 冠状动脉栓塞、脑栓塞：术中应注意心导管腔内保持含肝素的生理盐水，球囊导管内要排气完全，防止血栓栓塞及空气栓塞的发生。心房颤动患者术前应行严格抗凝治疗。

4. 急性肺水肿：对合并重度肺循环高压患者，术前给予利尿药，术中应尽量简化操作程序，力争首次扩张成功。

5. 心律失常：包括房性期前收缩、室性期前收缩、心房颤动及房室传导阻滞等。术中操作要轻柔，房间隔穿刺点准确；酌情应用药物处理或安装起搏器。

6. 医源性房水平分流：撤出球囊导管前应尽量抽瘪球囊。一般因穿刺造成的房间隔损伤多于半年内愈合，一旦发生较大量的医源性房水平分流可采用介入方法进行封堵。

7. 股动静脉瘘：穿刺点要准确，防止入径困难及股动静脉瘘的发生。术中一旦疑有股动静脉瘘，切忌再插入更大直径的导管或扩张管。瘘口直径在 3 m 以下者可采用局部压迫法或随访观察；瘘口直径在 3 mm 以上者可施行外科手术或带膜支架置入术。

8. 死亡：发生心脏压塞或心脏穿孔等后判断应准确、及时，并采取适宜的处理措施。

（七）注意事项

1. 对妊娠患者，术中应尽量简化操作程序，以降低 X 射线辐射剂量。

2. 窦性心律患者术后一般不用洋地黄类药物。

3. 有风湿活动患者，一般在风湿活动控制后 3 个月以上才施行 PBMV。

4. 有感染性心内膜炎者，若无赘生物，在治愈 3 个月后才施行 PBMV。

5. 应于术后 6 个月及 12 个月以上定期复查超声心动图、心电图及 X 线胸片。若发生术后再狭窄可酌情择期施行再次扩张术或二尖瓣置换术。

第三节　室间隔缺损

一、概述

室间隔缺损（ventricular septal defect，VSD）是小儿最常见的先天性心脏病，该病占儿童先心病的 25% ~ 50%，是室间隔发育过程中，室间隔组织的发育缺陷所致。可单独存在，也可和其他先天性心脏病合并存在。缺损可发生在室间隔的任何部位，多为膜周部室间隔缺损。膜周部室间隔缺损由位于室上嵴后下方的膜部向与之相邻的流入道、流出道或小梁肌部三个区域延伸而成。肌部室间隔缺损根据部位不同可分为窦部、漏斗部、小梁部肌肉缺损。缺损位于室上嵴之上的为干下型或嵴上型，易引起主动脉瓣关闭不全。

二、病因与病理

室间隔缺损病因不明确。多是遗传因素和环境因素相互作用的结果。遗传因素为多基因突变和染色体异常。第 21 号染色体长臂某些区带的过度复制和 22q11 区部分片段缺失可致室间隔缺损。此外，第 7、12、13、15 和 18 号染色体上也有形成室间隔缺损的相关基因。环境因素中，孕妇缺乏叶酸，孕早期（孕 2 ~ 8 周）宫内感染，接触放射线，服用药物（抗癌药、抗癫痫药等），代谢性疾病（糖尿病、高钙血症、苯丙酮尿症等），宫内缺氧等均可能与发病相关。

由于左心室压力高于右心室，室间隔缺损所引起的分流系自左向右，肺动脉不仅要接受来自上下腔静脉回流到右心室的血液，还要接受自左心室分流的血液，肺循环血流量增加，经肺循环回流到左心房、左心室的血量增多。分流量多少取决于缺损面积、心室间压差及肺小动脉阻力。根据血流动力学可分为三种类型。

（1）小型室缺：缺损小，心室水平左向右分流量少，血流动力学变化不大，可无症状。

（2）中型室缺：缺损较大，分流量较多，肺循环血流量大，但因肺血管床有很丰富的后备容量，肺动脉收缩压和肺血管阻力可在较长时期不增高。

（3）大型室间隔缺损：缺损巨大，缺损口本身对左向右分流量不构成阻力，血液在两心室自由交通，即非限制性室缺。大量左向右分流量使肺循环血流量增加，当超过肺血管床的容量限度时，出现容量性肺动脉高压，肺小动脉痉挛，肺小动脉中层和内膜层渐增厚，管腔变小、梗阻。随着肺血管病变进行性发展则渐变为不可逆的阻力性肺动脉高压。当右心室收缩压超过左心室收缩压时，左向右分流逆转为双向分流或右向左分流，出现发绀，即艾森曼格（Eisenmenger）综合征。

三、临床表现

临床表现取决于缺损大小，小型缺损可无症状，一般活动不受限制，生长发育不受影响。仅体检听到胸骨左缘第三、四肋间响亮的全收缩期杂音，常伴震颤，肺动脉瓣第二音正常或稍增强。缺损较大时左向右分流量多，出现体循环血流量减少的表现，如患儿生长迟缓、体重不增、消瘦、活动后乏力、气短、多汗等；以及肺循环血流量增多的表现，如咳嗽、气喘、喂养困难，易患反复呼吸道感染，易导致充血性心力衰竭等。有时因扩张的肺动脉压迫喉返神经，引起声音嘶哑。体检心界扩大，搏动活跃，胸骨左缘第三、四肋间可闻及Ⅲ~Ⅳ级粗糙的全收缩期杂音，向四周广泛传导，可扪及收缩期震颤。分流量大时在心尖区可闻及二尖瓣相对狭窄的较柔和舒张中期杂音。漏斗隔肌肉缺损发生主动脉脱垂致主动脉瓣关闭不全时，于第二主动脉瓣区听到高音调舒张期杂音。大型缺损婴儿期常有气促、吃奶困难、心力衰竭、肺水肿并发肺炎性心力衰竭。儿童或青少年期伴有明显肺动脉高压时，可出现青紫愈来愈重、杂音愈来愈轻、肺动脉瓣区第二心音愈来愈亢进的现象。

四、影像学表现

1. X线摄影

小型室缺心肺X线检查无明显改变，或肺动脉段延长或轻微突出，肺野轻度充血。中型缺损心影轻度到中度增大，左、右心室增大，以左心室增大为主，主动脉弓影较小，肺动脉段扩张，肺野充血。大型缺损心影中度以上增大，呈二尖瓣型，左、右心室增大，多以右心室增大为主，肺动脉段明显突出，肺野明显充血。若为肺动脉主支增粗，而肺外周血管影很少，宛如枯萎的秃枝，考虑艾森曼格综合征。

2. 超声心动图

主动脉内径正常或缩小，肺动脉内径增宽，左心房、左心室内径增宽，右心室壁肥厚，室间隔可见回声连续中断。彩色多普勒超声可显示收缩期五彩镶嵌的左向右分流束。频谱多普勒超声可测量分流速度，计算跨隔压差和右心室收缩压，估测肺动脉压。还可通过测定肺动脉瓣口和二尖瓣口血流量计算肺循环血流量（Qp）；测定主动脉瓣口和三尖瓣口血流量计算体循环血流量（Qs）。

3. 心导管检查

评价肺动脉高压程度、计算肺血管阻力及体肺分流量，判定是否有梗阻型肺动脉高压或其他畸形。右心室血氧含量高于右心房1%，提示存在心室水平左向右分流。造影可示心腔形态、大小及心室水平分流束的起源、部位、时相、数目与大小，排除其他并发畸形等。

五、介入治疗适应证

1. 膜周部室间隔缺损：①年龄通常在3岁以上；②体重在5 kg以上；③有血流动力学异常的单纯性室间隔缺损；④室间隔缺损上缘距主动脉右冠瓣2 mm以上，无主动脉右冠瓣脱入室间隔缺损中及主动脉瓣反流；⑤超声显示病变在大血管短轴五腔心切面 9～12 点钟位置。

2. 肌部室间隔缺损 3 mm 以上。

3. 外科手术后残余分流。

4. 心肌梗死或外伤后室间隔缺损。

5. 相对适应证：直径小于 3 mm 的室间隔缺损；嵴内型室间隔缺损，距离肺动脉瓣在 2 mm 以上，直径小于 5 mm 者；感染性心内膜炎治愈后 3 个月，心腔内无赘生物；室间隔缺损上缘距主动脉右冠瓣在 2 mm 以下，无主动脉右冠瓣脱垂，不合并主动脉瓣中度以上反流；室间隔缺损合并一度房室传导阻滞或二度 I 型房室传导阻滞；室间隔缺损合并其他畸形，而该畸形有介入治疗的适应证；伴有膜部瘤多破口型室间隔缺损，缺损上缘距主动脉右冠瓣 2 mm 以上，出口相对集中，封堵器左心室面可以完全覆盖全部入口。

六、介入治疗禁忌证

1. 拒绝进行冠状动脉造影检查，拒绝签署知情同意书者。

2. 未控制的严重室性心律失常、充血性心力衰竭或急性左心衰竭、高血压、急性脑卒中、严重肾功能不全和／或无尿、严重碘造影剂过敏、急性心肌炎、严重出血倾向等。

3. 病变血管仅支配较小区域的存活心肌而没有心肌缺血的客观证据、已经溶栓治疗且发病已经超过 12 h、静脉桥完全闭塞、多支静脉旁路移植血管闭塞、左心室功能受损等情况属于相对禁忌证。

七、介入治疗机制

这是通过穿刺外周血管（通常是股动脉或股静脉），将适当的封堵器由外周血管送入室间隔缺损部位，并将封堵器固定并释放在病变部位，以达到治愈室间隔缺损的过程。

八、介入术前准备

1. 患者准备

X 线心脏摄影、心脏超声检查，血常规、尿常规、肝肾功能、凝血功能、电解质检查，备皮、碘过敏试验；向患者及家属说明操作过程，解除思想顾虑，争取患者及家属的信任和合作，签署手术知情同意书；择期介入手术，术前一天口服阿司匹林，用量为 3～5 mg/（kg·d）（最大剂量 100 mg）。

2. 器械准备

股动静脉穿刺包、猪尾巴导管、MP 导管、0.032 英寸 ×260 cm 泥鳅导丝、0.032 英寸 ×150 cm 指引导丝、圈套器、连接及测压装置、室间隔缺损封堵器及输送系统等。

九、介入治疗技术

1. 常规穿刺股动、静脉行左右心导管检查（图 7-10）。

2. 建立动静脉轨道：通常选用右冠导管或是剪切的猪尾导管经主动脉逆行至左心室，在 0.032 英寸 ×260 cm 泥鳅导丝帮助下将导管头端经室间隔缺损入右心室，并将导丝送至肺动脉或上腔静脉，再由静脉端经端孔导管送入圈套器套住肺动脉或上腔静脉的导丝头端从股静脉拉出体外，建立股静脉 – 右心房 – 右心室 – 室间隔缺损 – 左心室 – 主动脉 – 股动脉轨道，并将过隔的左心导管送至下腔静脉。

3. 从静脉端插入合适的输送长鞘至下腔与过隔的左心导管相接（对吻），牵拉导丝两端并沿导丝在左心导管的充分保护下输送长鞘至主动脉弓部，缓缓回撤输送长鞘及内芯至主动脉瓣上，从动脉端推送导丝及左心导管至左心室心尖部，此时缓慢回撤长鞘至主动脉瓣下并沿导丝顺势指向心尖，从静脉端撤出导丝及内芯。

4. 选择封堵器：所选封堵器的直径一般比造影测量的室间隔缺损直径大 1～3 mm，缺损上缘距主动脉瓣 2 mm 以上者选用对称型室间隔缺损封堵器；不足 2 mm 者选用偏心型封堵器；膜部瘤多破口型室间隔缺损且距离主动脉瓣 4 mm 以上者选用小腰大边型室间隔缺损封堵器。

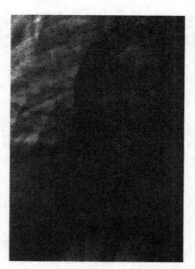

图 7-10　左心室造影显示室间隔上部缺损

5. 放置封堵器：将选用的封堵器与输送钢缆连接好并充分冲洗排气后沿输送长鞘送入左心室，透视下回撤输送长鞘使左盘释放后回撤整个系统，待左盘与室间隔相贴后固定钢缆、撤长鞘，使封堵器腰部嵌入室间隔缺损并释放右盘；超声监测下观察封堵器位置、有无分流及瓣膜反流，并再次在左心室及主动脉瓣上造影检查有无残余分流，有无主动脉瓣反流（图 7-11）。

6. 在超声及 DSA 检查效果满意后释放封堵器（图 7-12）。

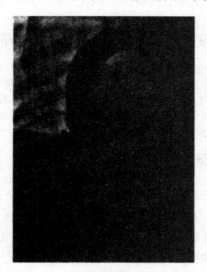

图 7-11　封堵器释放前定位复查

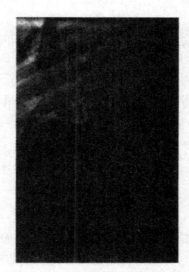

图 7-12　封堵器释放后的状态

7. 撤出长鞘及导管，压迫止血。

8. 肌部室间隔缺损封堵方法：由于肌部室间隔缺损可位于室间隔中部或心尖部，技术上与膜周部室间隔缺损封堵术不尽相同。缺损在室间隔中部，从股静脉建立轨道；缺损在心尖部从股静脉建立轨道弯曲度大，输送长鞘难以送达左心室，故一般从颈内静脉建立动静脉轨道；选用肌部室间隔缺损封堵器直径比造影测得的室间隔缺损直径大 1 ~ 3 mm，经所建轨道按常规放置。

十、术后处理

1. 术后置病房，心电监测，24 h 内复查超声心动图，术后 5 ~ 7 d 情况良好后，出院随访。

2. 术后 24 h 内肝素化，预防性应用抗生素 3 d。

3. 术后口服肠溶阿司匹林 3 ~ 5 mg/（kg·d），成人 3 mg/（kg·d），共 6 个月。

4. 术后 1 个月、3 个月、6 个月及 12 个月随访，复查超声心动图、心电图，必要时行 X 线胸片。

十一、并发症与处理

1. 心导管检查相关并发症

术后注意压迫止血及患肢制动，避免穿刺部位出血、血肿，术中注意肝素化，操作时间超过 2 h 注意追加肝素，操作过程中导管及鞘管均应冲水，避免外周血管血栓和气栓等，术后密切观察足背动脉搏动情况，出现血栓及时溶栓。

2. 心律失常

室性早搏、室性心动过速、束支传导阻滞及房室传导阻滞。出现室性早搏及其他心动过速时注意观察，一般很快恢复，不能恢复者可行药物终止；出现完全性左束支传导阻滞或三度房室传导阻滞者，术中出现不能恢复者应放弃封堵，术后出现的及时静脉输注肾上腺糖皮质激素及白蛋白，不能恢复者应及时外科取出封堵器。

3. 封堵器移位或脱落：术中出现封堵器移位及时调整或更换封堵器；出现封堵器脱落应立即介入取出，不能取出者及时外科手术。

4. 腱索断裂：如影响心功能应及时外科手术修补。

5. 三尖瓣关闭不全：若出现中重度三尖瓣关闭不全应放弃介入治疗，外科手术。

6. 主动脉瓣反流及残余分流：如术后主动脉反流较术前未增多，封堵器未影响主动脉瓣可释放封堵器，否则放弃介入手术；术后残余分流若分流量小，流速小于 2 m/s，可动态观察。

7. 溶血：出现溶血应及时给予静脉输注肾上腺糖皮质激素、白蛋白及碱化血液处理，不能缓解者外科手术。

8. 急性心肌梗死：用肝素盐水冲洗导管导丝，避免注入空气，术中严格肝素化，避免粗暴操作可预防。

9. 心脏及血管穿孔：如出血量大，出现心包填塞应及时心包穿刺引流，必要时紧急外科手术。

10. 神经系统并发症：头痛、中风等，应及时溶栓、高压氧治疗，术中用肝素盐水冲洗导管导丝、避免注入空气、术中严格肝素化可预防。

第四节　房间隔缺损

一、概述

房间隔缺损（atrial septal defect，ASD）是小儿时期常见的先天性心脏病，该病占先天性心脏病的 5% ~ 10%，是房间隔在胚胎发育过程中发育缺陷所致。缺损可向上腔静脉、下腔静脉和冠状静脉窦口延伸。根据胚胎发生的部位，可将缺损分为四个类型。缺损位于心内膜垫与房间隔交接处为原发孔型（或 Ⅰ 孔型）房间隔缺损，常合并二尖瓣前瓣裂或三尖瓣隔瓣裂。位于房间隔中央卵圆窝者为继发孔型（或 Ⅱ 孔型）房间隔缺损。位于上腔静脉或下腔静脉入口处者为静脉窦型房间隔缺损。位于冠状静脉窦上端与左心房间者为冠状静脉窦型房间隔缺损。其中继发孔型房间隔缺损最为常见，占 75%。女性较多见。由于小儿时期症状多较轻，不少患者到成人时才被发现。

二、病因与病理

房间隔缺损病因不明确，多是遗传因素和环境因素相互作用的结果。遗传因素为多基因突变和染色体异常。常染色体显性遗传的 Holt-Oram 综合征可合并房间隔缺损，其相应的基因 TBX5 位于 12 号染色体的 12q21-q22 区。合并房室传导延迟的一种家族性房间隔缺损与转录因子 NKX2.5 有关。环境因素中，母孕早期（孕 2～8 周）宫内感染、接触放射线、服用药物、代谢性疾病、宫内缺氧等均可能与此病有关。

病理生理：出生后随着肺循环血流量增加，左心房压高于右心房，出现左向右分流，分流量大小与缺损大小、两侧心房压力差及心室的顺应性有关。由于右心房不仅要接受上下腔静脉回流的血液，而且要同时接受由左心房分流的血液，导致右心室舒张期负荷加重，故右心房、右心室增大，肺循环血量增多，而左心室、主动脉和体循环的血流量减少。如果缺损较大，产生大量左向右分流，肺动脉压力增高，日久可导致肺小动脉肌层及内膜增厚，管腔狭窄，出现双向分流，甚至右向左分流，出现持续性青紫。

三、临床表现

房间隔缺损在出生时和新生儿早期由于右心房压力超过左心房，因房水平的右向左分流可出现暂时性青紫。房间隔缺损的症状随缺损大小而有区别。缺损小的可全无症状，仅在体检时发现胸骨左缘第二、三肋间有收缩期杂音。缺损较大时分流量也大，导致体循环血流量减少而影响生长发育，表现为消瘦、活动后气促、易疲乏。极少数患者可因肺循环血流量增多而出现反复呼吸道感染，严重者可发生心力衰竭。分流量大的患儿出现心前区隆起，心尖搏动弥散，心浊音界扩大，触诊心前区有抬举冲动感，多无震颤。听诊大多数病例于胸骨左缘第二、三肋间可听到Ⅱ～Ⅲ级收缩期喷射性杂音，多较柔和，可能是右心室排血量增多，导致右心室流出道相对狭窄所致，肺动脉瓣区第二心音增强并固定分裂（分裂不受呼吸影响）。固定分裂是由于右心室容量固定增加，收缩期时间延迟，肺动脉瓣关闭明显晚于主动脉瓣所致。当肺循环血流量超过体循环达 1 倍以上时，则在胸骨左缘下方听到舒张早中期杂音，可能是三尖瓣相对狭窄所致。合并重度肺动脉高压者，肺动脉瓣区第二心音亢进并成单一音。

四、影像学表现

1. X 线表现

心脏大小可正常，或轻至中度增大，以右心房及右心室为主。肺动脉段突出，肺门血管影增粗，透视下可见肺动脉总干及分支随心脏搏动呈一明一暗的"肺门舞蹈"征，肺野充血，主动脉影缩小。

2. 超声心动图

超声心动图可以显示右心房、右心室增大及室间隔与左心室后壁的同向运动。心尖四腔切面、心尖五腔切面与剑突下切面结合，可显示房间隔缺损的位置及大小。婴幼儿多普勒彩色血流显像可以估测分流量的大小、右心室收缩压及肺动脉压力。动态三维超声心动图可以从左心房侧或右心房侧直接观察到缺损的整体形态，观察缺损与毗邻结构的立体关系及其随心动周期的动态变化，有助于给手术者提供直观信息。

3. 心导管检查

当合并肺动脉高压、肺动脉瓣狭窄或肺静脉异位引流时可行右心导管检查。右心导管检查时导管易通过缺损由右心房进入左心房，右心房血氧含量高于上、下腔静脉血氧含量，若上腔静脉血氧饱和度超过 85%，需考虑肺静脉异位引流，应用导管探查异位引流的肺静脉。右心室和肺动脉压力往往正常或轻度增高，肺动脉阻力可正常。右上肺静脉造影可显示房间隔缺损的位置和大小。

五、介入治疗适应证

1. 继发孔型房缺。

2. 年龄：通常在 3 岁以上。

3. 直径小于 36 mm。

4. 房间隔缺损边缘距肺静脉、腔静脉、冠状静脉窦口的距离在 5 mm 以上，至房室瓣在 7 mm 以上。

5. 房间隔直径选用封堵伞左心房侧的直径。

6. 分流量较小的房间隔缺损（5 mm 以下）不主张手术，但其是否会增加成年期脑卒中的危险，尚需进一步观察。

六、介入治疗禁忌证

1. 原发孔型房间隔缺损及静脉窦型房间隔缺损。

9. 心内膜炎及出血性疾病。

3. 封堵器安置处有血栓存在，导管插入途径有血栓形成。

4. 严重肺动脉高压导致右向左分流。

伴有与房间隔缺损无关的严重心肌疾病或瓣膜疾病。

七、介入治疗机制

介入治疗是通过穿刺外周血管（通常是股静脉），将适当的封堵器由外周血管送入到房间隔缺损部位，并将封堵器固定并释放在病变部位，以达到治愈房间隔缺损的过程。

八、介入术前准备

1. 患者准备：X线心脏摄影、心脏超声检查，血常规检查、尿常规检查、肝肾功能检查、凝血功能检测、电解质检测；备皮，向患者及家属说明操作过程，解除思想顾虑，争取患者及家属的信任和合作，签署手术知情同意书；择期介入手术，术前一天口服阿司匹林，用量为 3 ~ 5 mg/（kg·d）（最大剂量100 mg）。

2. 器械准备：股动静脉穿刺包、MP 导管、0.038 英寸 ×260 cm 加硬导丝、0.032 英寸 ×150 cm 指引导丝、连接及测压装置、房间隔缺损封堵器及输送系统等。

九、介入治疗技术

1. 局麻或全麻下穿刺股静脉，置入鞘管并注入肝素 100 U/kg 行全身肝素化。

2. 用端孔导管在导丝的帮助下从股静脉送入左肺静脉（通常左上肺静脉）入口处，沿端孔导管将0.035 英寸 ×260 cm 的加硬导引钢丝置入左上肺静脉内。

3. 沿钢丝送入测量球囊以测量房间隔缺损的直径（大多通常可直接通过超声心动图测量），再更换输送鞘于左心房内。

4. 选用适宜的 Amplatzer 封堵器经输送鞘送至左心房内，在透视及经超声心动图监测下先打开左心房侧伞并回撤至房间隔缺损的左心房侧，然后固定输送钢缆回撤鞘管打开右房侧伞。

5. 经透视及超声下观察封堵器位置、形态达满意，且无残余分流时，可稍用力反复推拉输送钢缆，若封堵器位置、形态固定不变，可操纵钢缆旋转柄释放封堵器（图 7-13）。

6. 撤出鞘管，压迫止血。

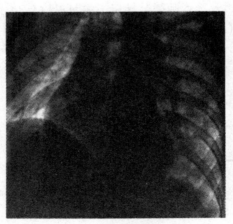

图 7-13　封堵器释放术后

十、术后处理

1. 术后置病房，心电监测，24 h 内复查超声心动图、术后 5 ~ 7 d 情况良好后，出院随访。
2. 术后 24 h 内肝素化，预防性应用抗生素 3 d。
3. 术后口服肠溶阿司匹林 3 ~ 5 mg/（kg·d），成人 3 mg/（kg·d），共 6 个月。
4. 术后 1 个月、3 个月、6 个月及 12 个月随访，复查超声心动图、心电图，必要时行 X 线胸片检查。

十一、并发症与处理

1. 心导管检查相关并发症：术后注意压迫止血及患肢制动，避免穿刺部位出血、血肿，术中注意肝素化，操作时间超过 2 h 注意追加肝素，操作过程中导管及鞘管均应冲水，避免外周血管血栓和气栓等，术后密切观察足背动脉搏动情况，出现血栓及时溶栓。

2. 心律失常：室上性心动过速、房室传导阻滞。出现室上性心动过速及其他心动过速时注意观察，一般很快恢复，不能恢复者可行药物终止；出现二度或三度房室传导阻滞者，术中出现不能恢复者应放弃封堵，术后出现心律失常时及时静脉输注肾上腺糖皮质激素及白蛋白，不能恢复者应及时外科取出封堵器。

3. 封堵器移位或脱落：术中出现封堵器移位及时调整或更换封堵器；出现封堵器脱落应立即介入取出，不能取出者及时外科手术。

4. 心脏及血管穿孔：如出血量大，出现心包填塞应及时心包穿刺引流，必要时紧急外科手术。

5. 急性心肌梗死：用肝素盐水冲洗导管导丝、避免注入空气、术中严格肝素化可预防。

6. 神经系统并发症：头痛、中风等，应及时溶栓、高压氧治疗，术中用肝素盐水冲洗导管导丝、避免注入空气、术中严格肝素化可预防。

微信扫码
◆ 临床科研
◆ 医学前沿
◆ 临床资讯
◆ 临床笔记

第八章

脑血管疾病的介入治疗

第一节 脑血栓形成

脑血栓形成是脑梗死最常见的类型，脑血栓一旦形成，患者症状可能进行性加重，导致严重的神经功能缺损表现，对患者的生活能力和社会能力造成严重的影响，严重者甚至可能导致死亡，因此脑血栓形成在我国人群中具有发病率高、致死率高、致残率高的特点，且是患者死亡的最常见疾病之一。

一、病因与病理

急性脑血栓形成的病因很多，是多种因素导致的结果，在高血压、糖尿病、吸烟、高脂血症、高同型半胱氨酸血症等疾病的影响下，发生脑动脉的粥样硬化是最常见的原因。血管炎以及血液系统疾病、血管发育异常也是发生脑血栓形成的原因。

脑血栓形成的发生率在颈动脉系统大概占了80%，而椎-基底动脉系统的发生率为20%，脑血栓形成的闭塞血管内可见动脉粥样硬化斑块和血栓，局部血液供应中断引起的脑梗死为白色梗死，大面积脑梗死可继发为红色梗死。脑血栓的形成按病理分期如下。

（1）超早期：在此阶段脑组织变化不明显，可见部分血管内皮细胞、神经元细胞以及星形胶质细胞肿胀、线粒体肿胀空化，发病时间在1～6 h。

（2）急性期：在发病6～24 h内，在此阶段缺血区的脑组织苍白伴轻度肿胀，神经细胞、胶质细胞以及内皮细胞呈明显缺血改变。

（3）坏死期：在24～48 h内，大量神经细胞脱失，胶质细胞坏死，中性粒细胞、淋巴细胞以及巨噬细胞浸润、脑组织明显水肿。

（4）软化期：发病3 d至3周，病变组织液化变软。

（5）恢复期：液化坏死脑组织被格子细胞清除，脑组织萎缩，小病灶形成胶质瘢痕，大病灶形成中风囊，此阶段至3周到数月或数年。

二、临床表现

急性脑血栓形成好发于中老年人群，多在安静状态下发病，病情呈进展性加重，在1～2 d内到达发病高峰，部分病例在发病前曾经有短暂性脑缺血发作病史，发生脑血栓形成后的临床表现和堵塞部位和大小有关，尤其是发生大面积脑梗死和特殊部位脑梗死后，可能会导致昏迷甚至生命危险。

颈内动脉系统发生血栓形成后的临床表现可轻可重，症状的严重程度和侧支循环建立与否以及建立程度有关，一般表现为肢体瘫痪、Horner征及永久性失明、黑蒙表现，影响到大脑皮层可能会导致失语、精神异常以及智能障碍；影响到基底节区，可能导致"三偏征"表现。

椎-基底动脉系统血栓形成颅神经、锥体束的交叉瘫，波及大脑后动脉会引起视野缺损和偏盲，严重的特殊类型的梗死是"基底动脉尖综合征"和"延髓背外侧综合征"。椎-基底动脉系统脑梗死病情变化快，病情一般比较危重，应当引起临床医师的重视，积极诊治，避免造成严重的后果。

三、影像学表现

1. CT：一般在发病 24 h 之内不能发现和临床症状相符的病变，发病 24 h 以后可出现边界不清的低密度病灶，其部位和范围和闭塞血管的分布区一致，可同时累及皮质与髓质，根据病灶大小，可出现不同程度的脑水肿和占位效应。随着病程延长，病灶密度逐渐下降，最后液化形成囊腔。出血性脑梗死的表现为低密度梗死区内出现不规则斑片状或点状高密度出血灶。

2. MRI：常规的头颅 MRI 平扫在梗死发生 12 h 后可以发现病灶，T_1WI 呈低信号，T_2WI 和 FLAIR 序列呈高信号，脑回肿胀，脑沟变窄、消失，灰、白质同时受累，病灶与供血区一致，分水岭梗死则位于血管供血交界区。随着病程延长，进入慢性期后，在各序列加权像上与脑脊液信号相似，小病灶可完全消失，大病灶则残留卒中囊，周边胶质增生在 FLAIR 序列上呈高信号并出现负占位效应。

但是在超急性期，梗死区域发生细胞毒性水肿，分子扩散受限，在 DWI 上呈高信号，ADC 值下降，载 ADC 图上呈低信号。在急性期，DWI 上梗死信号进一步升高。亚急性期，也就是病程在 10 d 以上者，随着血管源性水肿的加重，细胞外间隙水分增多，扩散受限逐渐恢复，在梗死区 DWI 呈等信号，ADC 值和脑实质相同，根据梗死区的 DWI 变化，目前将 DWI 和 MRI 病灶不匹配作为溶栓时间窗的依据。

3. 脑血管造影：脑血管造影是明确脑血栓形成的脑血管病病因诊断的金标准，该检查方法可以发现脑动脉狭窄、闭塞，以及其他血管病变，比如动静脉畸形、Moyamoya 病，颅内大动脉炎等，为脑血栓形成的血管内治疗提供依据和风险评估。

四、介入治疗适应证

1. 对于急性脑血栓形成，时间窗内血管内治疗是其主要目的，在有条件的医院，脑血栓形成发病在 6 h 内，没有溶栓禁忌证，可以进行接触性动脉溶栓。

2. 发病时间 8 h 内而且超溶栓时间窗，经过证实为大血管闭塞，可考虑进行支架取栓。

3. 对于急性脑血栓形成合并血管狭窄，建议在发病 2 周后具有支架植入适应证时，进行支架成形术。

五、介入治疗禁忌证

1. 动脉溶栓禁忌证：对造影剂过敏者，有明显出血倾向，血小板计数以及凝血功能明显异常者，血压大于 180/110 mmHg 者，近 3 个月有脑梗死病史，既往有脑出血病史、颅内动静脉畸形以及颅内动脉瘤病史，近期有手术病史，既往有活动性出血的病史和肾功能异常病史。

2. 颅内外动脉狭窄支架成形术：脑梗死患者合并颅内肿瘤或颅内动静脉畸形，卒中导致严重的残疾，影响患者生活质量，而且患者在此次发病前 6 周有脑卒中病史，患者的血管路径不适合进行介入操作，患者或患者家属不同意介入治疗均为禁忌证。

六、介入术前准备

1. 患者准备：常规实验室检查，如凝血功能、血常规、肝功能；术前 4 h 禁食水；碘过敏皮试；CT 和 / 或 MRI 检查；如果是颅内动脉支架可考虑全麻，同时需要在术前 8 h 禁食水。

2. 器械、材料准备：常规脑血管造影器材和对应的指引导管；在术前经过评估和测量所需要的支架、球囊以及可能需要的交换导丝、微导管系统，机械取栓装置等。

七、介入治疗技术

（一）急诊动脉溶栓

1. 明确具有溶栓指征的患者，进行全面体格检查，详细了解病史，常规术前血液化验检查，确定无手术禁忌证送至介入放射科。

2. 立即行血管造影，以明确诊断。一般在局部麻醉、全身肝素化状态下进行，给予吸氧，做心电图及生命体征监测，并准备必要的抢救设备。若患者躁动，酌情给予镇静药物。

3. 确定栓塞的部位及程度（完全闭塞还是部分闭塞）后（图8-1），立即更换导引导管及微导管进行选择性溶栓。微导管的头端应尽量靠近血栓。若能穿过栓子，可以行超选择性血管造影，以明确闭塞远端血管的血流状况及血栓的长度。

4. 使用导丝、导管操作要轻柔，应在路径图下插管，以防动脉粥样硬化斑块脱落而造成新的梗死，将微导管送至血栓部位，通过微导管推注溶栓药物；若动脉迂曲，微导管不能在短时间内到位，应抓紧时间在上游血管给予溶栓药物

5. 药物推注完毕后复查造影，了解血管是否再通，溶栓后有残余狭窄，可以使用球囊扩张或支架成形术重建血管（图8-2）。

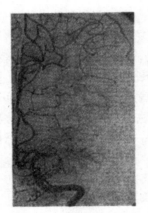

图8-1　左侧大脑中动脉
急性血栓性栓塞

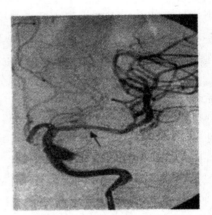

图8-2　大脑中动脉溶栓
及支架置入后血管通畅

6. 在溶栓过程中，要不断观察患者的状态，以决定继续或终止治疗。

7. 在溶栓过程中，若患者的临床症状加重，应判断是否有出血。必要时行 CT 检查。一旦有出血，应立即停止治疗，并中和肝素，酌情予以处理。

（二）急诊机械取栓

1. 血管内机械取栓是急性脑血栓形成的再灌注方法，也可以和药物相互配合联合实现血管再通，目前应用最多的是 Solitaire AB 血流恢复装置（图8-3），对于发病时间在 8 h 内的严重卒中患者（后循环患者可延长至 24 h），在有条件的医院可进行快速血管内机械开通治疗。

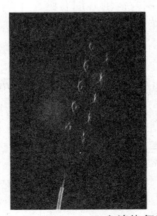

图8-3　Solitaire AB 血流恢复装置

2. 具有机械开通指征的病例，需要和患者家属沟通，知情同意后进行机械取栓治疗。

3. 通过多科间协作，积极术前准备后快速将患者转运至介入放射科，即刻行血管造影。一般在局部

麻醉、全身肝素化状态下进行，给予吸氧，做心电图及生命体征监测，并准备必要的抢救设备。若患者躁动，酌情给予镇静药物。

4. 路图下将微导管置入闭塞血管，微导管远端越过血栓，微导管造影明确远端血管床状况以及血栓范围。

5. 在路图下将符合需求的 Solitaire AB 支架置入闭塞血管内，释放支架远端于正常血管内，支架张开 3 min 后将支架和微导管一起回撤（图 8-4），回撤时暂时关闭导引导管的灌注线。

6. 撤出支架后以 50 mL 注射器回抽导引导管内的残留血液，复查造影。

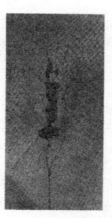

图 8-4 Solitaire AB 血流恢复装置取出血栓

八、术后处理

（1）穿刺侧肢体制动 24 h，注意穿刺点有无渗血或出血；观察足背动脉搏动；常规进行生命体征的监测。

（2）术后 24 h 后给予抗血小板聚集药物和 / 或行抗凝治疗，以防止血栓再次形成。

（3）给予钙离子通道拮抗药，防止因导管或血栓的刺激而引起血管痉挛。

（4）针对溶栓后残余重度狭窄的血管，不宜进行急性支架植入者，2 周后再次行脑动脉狭窄支架成形术。

九、并发症及处理

溶栓后出血是最危险的并发症，必须严格掌握适应证，一旦出血，立即中和肝素，停止抗凝、抗血小板聚集药物治疗。若颅内血肿超过 30 mL，应开颅手术清除血肿。

第二节 颈内动脉狭窄

颈内动脉狭窄与缺血性卒中具有十分密切的关系，所有的前循环脑梗死病例中，具有相当部分和颈内动脉狭窄具有明确的相关性，治疗颈内动脉颅外段狭窄是预防缺血性脑卒中的重要手段。

一、病因与病理

颈内动脉的病因很多，主要病因是动脉粥样硬化、颈内动脉夹层。颈内动脉狭窄好发于血管分叉处，如颈内动脉起始部和虹吸段等部位。

和动脉粥样硬化相关的颈动脉狭窄多合并有高血压、糖尿病、高脂血症以及肥胖等危险因素，相关危险因素导致动脉内皮细胞受损、动脉硬化发生和发展，严重者形成动脉粥样硬化斑块，堵塞血管腔，造成颈内动脉狭窄的发生。颈内动脉夹层是指血流进入血管各层之间导致血管壁各层分离，多好发于年轻人，一般和外伤、血管发育异常相关，颈内动脉夹层和青年卒中具有密切关系。血管发育异常、炎症等因素导致的颈动脉狭窄非常罕见，仍然和青年卒中相关。

二、临床表现

颈内动脉狭窄在临床上根据其是否引起脑和眼部缺血症状，分为有症状性颈内动脉狭窄和无症状性颈内动脉狭窄。

有症状性狭窄的临床表现为眼部症状和前循环缺血表现，表现为单眼黑蒙、偏身肢体无力，在优势半球表现为失语，症状可逆的则为短暂性脑缺血发作，症状持续时则为脑梗死，病情严重时可导致昏迷或生命危险。

无症状性颈内动脉狭窄患者，一般来讲无任何神经系统症状和体征，仅在体检时发现血管杂音和颈动脉搏动减弱、消失。但是，狭窄程度严重或伴有溃疡斑块时，为脑卒中的高危病变，而且文献证实，若狭窄程度大于60%，5年脑卒中发生率为11%，若病变处狭窄为溃疡性病变，则脑卒中发生率为5%～12%。

三、影像学表现

1. 头颅 CT 和 MRI：当颈内动脉导致临床症状时，可在颈内动脉支配区内发现与之对应的病灶，而为短暂性脑缺血发作时，在 CT 和 MRI 上不显示病变。

2. 脑血管造影：脑血管造影是诊断颈内动脉狭窄的"金标准"，该检查方法可以明确是否存在颈内动脉狭窄，狭窄部位和程度，可以明确是否存在溃疡，可以观察到侧支循环建立的程度，从而为介入手术评估（图 8-5）提供依据。

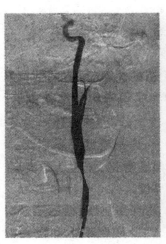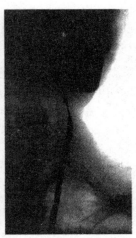

图 8-5　颈内动脉远段 85% 狭窄（左图正位；右图侧位）

四、介入治疗适应证

1. 无症状者，血管管径狭窄程度在80%以上，有症状者（TIA 或卒中发作），血管管径狭窄程度在50%以上。

2. 血管管径狭窄程度在50%以下，但有溃疡性斑块形成。

3. 某些肌纤维发育不良者，大动脉炎稳定期有局限性狭窄。

4. 放疗术后狭窄或内膜剥脱术后、支架置入术后再狭窄。

5. 急性动脉溶栓后残余狭窄，颈动脉闭塞后再通，发现基本病变是颈内动脉重度狭窄。

6. 由于颈部肿瘤等压迫而导致的狭窄。

7. 放疗术后或 CEA 后，支架植入术后血管再狭窄。

8. 严重狭窄合并对侧颈动脉闭塞，需要手术前得到治疗。

五、介入治疗禁忌证

1. 3 个月内有颅内出血，2 周内有新鲜脑梗死灶者。

2. 不能控制的高血压者。

3. 对肝素、阿司匹林或其他抗血小板聚集类药物禁忌者。

4. 对造影剂过敏者。

5. 伴有颅内动脉瘤，且不能提前或同时处理者。

6. 在 30 d 内，预计有其他部位外科手术者。

7. 2 周内曾发生心肌梗死者。

8. 严重心、肝、肾疾病者。

六、介入术前准备

1. 术前 6 h 禁食禁水。

2. 术前 6 h 之内，做碘过敏试验。

3. 双侧腹股沟区备皮。

4. 术前 3 ~ 5 d 口服抗血小板聚集药物，噻氯匹定 250 mg ＋ 阿司匹林 300 mg 或氯吡格雷 75 mg ＋ 阿司匹林 300 mg。

5. 前评价，包括颈部血管超声、经颅多普勒（TCD）评价。

6. 行全脑血管造影或 CT 血管造影（CTA）、磁共振血管成像（MRA）。

七、介入治疗技术

1. 经股动脉采用 Seldinger 技术穿刺，一般放置 8 F 导管鞘，导管鞘连接加压等渗盐水持续滴注冲洗。

2. 8 F 导引导管后面接 Y 形阀或止血阀，并与加压等渗盐水连接，在 0.89 mm（0.035 英寸）泥鳅导丝小心导引下，导管放在患侧颈总动脉，头端位置距离狭窄 3 ~ 5 cm。对过度迂曲的颈总动脉可以使用交换导丝，将导引导管交换到位。

3. 通过导引导管血管造影测量狭窄长度和直径，选择合适支架，并行患侧狭窄远端颅内动脉造影，以备支架置入后对照。

4. 通过导引导管将保护装置小心穿过狭窄段，并释放在狭窄远端 4 ~ 5 cm 位置，撤出保护装置外套后（图 8-6），选择合适的球囊行预扩张，扩张后造影。扩张前静脉给予阿托品 0.5 mg，以防心律失常。

5. 撤出扩张球囊后置入支架，造影检查置支架后残余狭窄管径，酌情做支架内后扩张（图 8-7）。

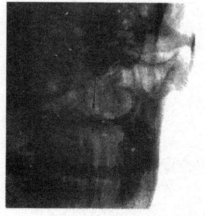

图 8-6　脑动脉保护装置置入后呈开放状态

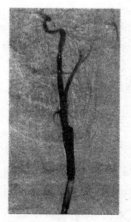

图 8-7　脑动脉保护下支架置入术后

6. 最后撤出保护装置，行颈部及患侧颅内动脉造影，并与术前对比。

八、术后处理

1. 动脉狭窄段过度迂曲或高度狭窄，保护装置到位困难时，可以选择导丝交换保护装置或使用直径较小的冠状动脉球囊，行扩张后置入保护装置。

2. 术前心率在每分钟 50 次以下或伴有慢性心功能不全者，可以预先放置临时起搏器。

3. 对侧颈内动脉完全闭塞，其血流完全依赖于患侧者，有条件者应尽量选择全身麻醉。

4. 高度狭窄病变，狭窄远端无任何侧支循环者，扩张后要适当控制血压，收缩压维持在基础血压的 2/3。若同时还伴有其他血管狭窄，在同期手术中不能处理或不适合做血管内治疗者，血压不能控制过低。

5. 保护装置的使用已经被大量的研究所证实，它能够降低栓子脱落所导致的栓塞并发症，对有条件的患者可以尽量使用。

6. 术后不中和肝素，3 ~ 6 h 后拔鞘。

7. 围手术期 1 d 前，抗血小板聚集药物同术前，同时给予低分子肝素钠 0.4 mg，每天 2 次。3 d 后维持术前抗血小板聚集药物 3 ~ 6 个月，3 个月后酌情减量。

8. 穿刺侧肢体制动 24 h，注意穿刺点有无渗血或出血；观察足背动脉搏动；常规进行生命体征的监测。

九、并发症及处理

1. 心律失常：最常见并发症，一般发生在球囊扩张时或支架置入后，可出现心率下降，应在扩张前 5 min 静脉给予阿托品 0.5 ~ 1 mg。术前心率在 50 次/分以下者或伴有心功能不全者，可以在术前置入临时起搏器，术后 3 ~ 6 h 拔出。

2. 血压下降：血压下降不超过 20 mmHg，可以暂不处理，支架置入 6 h 内收缩压持续下降不到 100 mmHg 者，可以给予肾上腺素或多巴胺治疗。

3. 栓子脱落：无症状者可以不做特殊处理。

4. 血栓形成：在确定没有颅内出血或出血倾向时，可以做动脉内溶栓。

5. 过度灌注：在术前分析有过度灌注高风险的患者（极度狭窄、假性闭塞、狭窄远段没有侧支循环者），在扩张之后要控制血压（收缩压维持在 100 ~ 130 mmHg）。有条件者应做 TCD 监测。

6. 血管痉挛：使用保护装置或较硬的交换导丝，0.46 mm（0.018 英寸）可能会导致狭窄远端血管痉挛，一般不做特殊处理，撤出导丝和保护装置后，痉挛会解除。有严重痉挛时，若远端血流受阻，可局部给予解痉挛药物。

第三节　颈内静脉窦血栓或狭窄

颈内静脉窦以及脑静脉窦血栓形成或狭窄是一种静脉系统血管病，该疾病可发生在任何年龄，病因不明，临床表现各异，可以表现为静脉梗死，也可导致出血改变，同时可发生头痛和癫痫。

一、病因与病理

静脉窦血栓形成的病因归结于凝血功能异常，极少数和硬脑膜穿刺或外伤有关，20% 左右病因不明。主要病因如下。

1. 血液高凝状态，如妊娠以及产褥期。

2. 遗传性凝血机制异常，如蛋白质缺乏等遗传导致的凝血功能异常。

3. 继发血流动力学异常，如脱水、休克、恶病质、血小板病、原发性红细胞增多症等。

4. 继发全身系统疾病，如结缔组织病、肿瘤、药物、颜面部感染、肿瘤栓子栓塞等。

以上各种原因导致的结果是：静脉或静脉窦内可见红色血栓，引起静脉回流受阻，静脉压增高，脑脊液吸收功能降低，从而导致颅内压增高，脑皮质以及皮质下点状出血灶，部分患者出现出血性梗死，使脑水肿和颅内压增高。

二、临床表现

颅内静脉窦血栓形成的临床表现和部位、范围、阻塞速度因发病原因而不同，主要表现为颅内压增高，包括颅内高压症状、脑卒中症状和脑病症状，头痛是最常见症状，脑卒中症状包括出血性或缺血性静脉梗死。脑病症状虽然少见，但是严重程度最重，表现为癫痫发作、精神异常、意识障碍甚至昏迷，严重危及生命。

三、影像学表现

1. 头颅 CT：直接征象有"空三角征""束带征"以及"高密度三角征"，后二者提示患者存在新鲜血栓。间接征象表现为局灶或弥漫性脑水肿表现，静脉梗死表现为低密度病灶，有时在低密度灶内可见高密度的出血灶，有时可见大脑镰和小脑幕增强，尽管头颅 CT 不能确诊静脉窦血栓形成，但是可以排除其他疾病。

2. MRI：在不同时间，表现也不相同，急性期时见血液流空信号消失，慢性期时血液流空信号恢复，MRI 正常时不能排除静脉窦血栓形成。MRV 主要征象是血流的高信号缺失，间接征象是病变远侧侧支循环建立，深静脉扩张或其他引流静脉出现。

3. 脑血管造影：诊断静脉窦血栓的"金标准"，表现为静脉窦在静脉期时不显影。

四、介入治疗适应证

1. 临床表现为颅内高压症状（头痛、恶心、喷射性呕吐等）且逐渐加重者。
2. CT、MRI 或 MRV 显示有静脉窦血栓形成者。
3. 常规腰椎穿刺压力在 250 mmH$_2$O 以上。
4. 眼底检查见双侧视盘水肿。
5. DSA 明确诊断为静脉窦血栓形成，且动静脉循环时间延长，静脉排空延迟者。
6. 抗凝治疗无效或病情逐渐加重者。

五、介入治疗禁忌证

1. 临床症状呈明显改善趋势。
2. 有出血倾向。
3. 2 个月内有手术或外伤史。
4. 重要脏器功能障碍或衰竭。
5. 治疗前收缩压在 180 mmHg 以上，或舒张压在 110 mmHg 以上。

六、介入术前准备

1. 术前 6 h 禁食禁水。
2. 术前 6 h 之内，做碘过敏试验。
3. 双侧腹股沟区备皮。
4. 行全脑血管造影或 MRV。

七、介入治疗技术

1. 一般使用局部麻醉。若患者不能配合或有意识障碍，可以用全身麻醉。
2. 常规经皮股动脉和股静脉入路。
3. 首先行全脑血管造影，观察动静脉循环时间，确定闭塞静脉窦段位置、形态，了解有无静脉窦的狭窄和侧支循环状况等（图 8-8）。

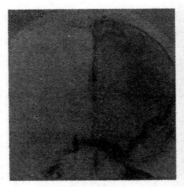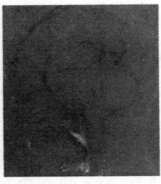

图 8-8　上矢状窦为主的静脉窦血栓（左图正位；右图侧位）

4. 使用 6 F 导引导管，0.89 mm（0.035 英寸）软头泥鳅导丝导引下，小心置入颈内静脉，尽量靠近闭塞段，然后使用微导管技术，将导丝导引的微导管置入闭塞段静脉窦内。若有可能，尽量测量闭塞段压力梯度（穿过闭塞段置于闭塞的远端测量静脉窦内压力，然后拉回闭塞近端测压，两者之差为压力梯度），以做溶栓再通后对照。

5. 然后将微导管置入闭塞静脉窦内行溶栓治疗，技术与动脉内溶栓相似，可以酌情应用机械性操作。如导丝头端塑成螺旋状或不规则形状，也可使用拉栓装置将血栓拉出。

6. 静脉窦内给予溶栓药物的同时，可以在动脉内适当给药（尿激酶 50 万 ~ 80 万单位），促使微静脉栓子溶解。

7. 若因为流出血管狭窄，造成静脉窦血栓形成，即血栓远端静脉窦狭窄所致，可以在狭窄段置入支架，方法同颈动脉支架术，但不使用保护装置。

八、术后处理

1. 目前尚无充分证据支持应用介入方式进行静脉窦血栓形成治疗，因此只有在内科治疗无效时，在有条件的医院使用介入措施治疗静脉窦血栓形成。

2. 全身抗凝是静脉窦血栓形成的金标准，术后常规口服抗凝药物，华法林使用需要 3 个月，病因不明的需要口服 6 ~ 12 个月，对于复发的需要终身治疗，预防血栓再形成。

3. 在术后需要检测血小板计数、凝血功能，准备维生素 K、硫酸鱼精蛋白等拮抗剂，防止出血倾向发生。

4. 穿刺侧肢体制动 24 h，注意穿刺点有无渗血或出血；观察足背动脉搏动；常规进行生命体征的监测。

九、并发症及处理

溶栓后出血是最危险的并发症，必须严格掌握适应证，一旦出血，立即中和肝素，停止抗凝、抗血小板聚集药物治疗。若颅内血肿超过 30 mL，应开颅手术清除血肿。

第九章

泌尿生殖疾病的介入治疗

第一节　膀胱癌

一、概述

膀胱癌（carcinoma of bladder）是泌尿系统最常见的恶性肿瘤，发病率居泌尿系统恶性肿瘤的首位，男性发病多于女性。绝大多数来自上皮组织，其中90％以上为尿路上皮肿瘤。

二、病因与病理

膀胱癌病因尚不清楚，可能与下列危险因素有关。

1. 长期接触某些化学物质，如萘胺、联苯胺等，日常生活中常见的染料、橡胶、塑料制品、油漆、洗涤剂等也有潜在的致癌危险。

2. 吸烟：最常见的致癌因素，可能与香烟中含有多种芳香胺的衍生物致癌物质有关，吸烟量、吸烟史与膀胱癌发生的危险性呈正相关性。

3. 膀胱黏膜局部长期遭受刺激：如长期慢性感染、膀胱结石的长期刺激以及尿路梗阻，均可能是诱发癌肿的因素。而腺性膀胱炎、黏膜白斑被认为是癌的前期病变。

4. 其他因素：长期服用大量咖啡、镇静药物和糖精等。

膀胱癌有多种组织类型，其中90％以上为尿路上皮癌，少数为鳞状上皮癌和腺癌。膀胱两侧壁、后壁和三角区是膀胱癌好发部位。早期病变呈单纯乳头状或绒毛状生长，逐渐演变成息肉状、菜花状生长，后期可向膀胱壁深层浸润性生长，使膀胱壁增厚，向外浸润可累及前列腺、精囊和腹膜，晚期可出现血源性组织播散。

膀胱癌依据浸润程度可分为以下几期。Tis 期：原位癌，病变局限在黏膜内。T_0 期：乳头状带蒂，无浸润。T_1 期：病变累及黏膜及黏膜下层。T_2 期：病变突破黏膜浸润浅肌层。T_3 期：病变浸润至深肌层（全肌层）或至膀胱周围。T_4 期：病变浸润至膀胱壁以外或膀胱邻近脏器、淋巴结转移。

膀胱癌预后与组织类型、细胞分化程度、生长方式和浸润深度均有关。

三、临床表现

1. 最常见和最早的症状是间断全程无痛性肉眼血尿，可自行减轻或停止，占70％～98％。出血量多少不等，多数为全程血尿，间歇性发作，少数为镜下血尿。

2. 其他：包括尿频、尿急、尿痛等膀胱刺激症状，常因肿瘤坏死、溃疡和合并感染所致，少数原位癌及浸润性癌早期起始即有膀胱刺激症状。肿瘤较大或发生在膀胱颈部，可造成尿流阻塞，排尿困难，甚至出现尿潴留。晚期可出现输尿管梗阻、尿毒症、严重贫血和消瘦等。

四、影像学表现

影像学检查以 CT 或 MR 为主，膀胱镜检查能直观地反映肿瘤部位、大小、数目和形态，并可以活检确诊及治疗，是诊断膀胱癌的主要方法。

1. 超声检查：能发现直径 0.5 ~ 1 cm 的肿瘤，常作为膀胱肿瘤的筛选。膀胱癌 B 超检查主要表现为膀胱壁局限性增厚或隆起团块，以高回声或中等高回声居多。根据肿瘤浸润的深度，对肿瘤的临床分期有帮助。

2. X 线检查：平片可显示骨转移，偶可见肿瘤细小斑点状及结节状钙化。膀胱造影检查肿瘤常表现为自膀胱壁凸向腔内的结节状或菜花状充盈缺损，表面可凹凸不平，当肿瘤侵犯膀胱壁时，膀胱壁表现为僵硬。静脉尿路造影可了解肾盂、输尿管有无肿瘤以及膀胱肿瘤对上尿路的影响。

3. CT 扫描：盆腔 CT 检查可了解膀胱癌的大小、范围、邻近侵犯、盆壁受累以及远处转移有重要价值，常用作膀胱癌的分期。平扫多表现为自膀胱壁突入腔内的软组织密度影，肿块大小不等，呈菜花状、结节状、分叶状或不规则状，多呈宽基底，密度常均一，少数可有点状或不规则钙化。增强扫描肿块呈均一强化，晚期坏死区无强化，延时扫描腔内对比剂充盈，肿块显示更清楚，还有助于膀胱内肿瘤与血块的鉴别。当膀胱癌侵犯壁外时，病变处膀胱壁外缘不清，周围脂肪密度增高，出现条索状软组织密度影乃至肿块影。精囊腺受累时精囊角消失，受累精囊增大；侵犯前列腺时，前列腺不规则增大、变形。当肿瘤包绕子宫或直肠时，提示这些器官受累。盆腔淋巴结及腹膜后淋巴结增大提示淋巴结转移。

4. MRI 扫描：在 T_1WI 上主要用于肿瘤定性诊断，在 T_2WI 上主要用于肿瘤分期。T_1WI 信号类似膀胱壁，T_2WI 信号多为略高信号。增强扫描明显早期强化，可以明确地勾勒出肿瘤范围。MRI 更能清楚地显示肿瘤的邻近侵犯及远处转移。

5. 血管造影检查：膀胱动脉造影的主要征象包括不规则形态的肿瘤血管（增多、增粗、迁曲、血管湖等）、不规则不均匀的斑片状及团片状肿瘤染色。

五、临床治疗选择

膀胱癌治疗方法较多，包括手术治疗、膀胱肿瘤激光切除、光动力学治疗（PDT）、膀胱内药物保留灌注化疗、放射治疗、以新辅助化疗为基础的联合治疗等，但仍以手术治疗为主，化疗、放疗为辅，介入治疗常用做膀胱癌的辅助或姑息性治疗。

表浅肿瘤（Tis、T_1）：分化好的原位癌可行化疗，特别是药物灌注化疗，同时应密切观察，分化不良的原位癌或已有浸润并出现明显膀胱刺激征时，应及早行膀胱切除术。T_1 期肿瘤，以经尿道膀胱肿瘤切除术为主要治疗方法，术后常规以膀胱内药物灌注治疗。

浸润性肿瘤（T_2、T_3、T_4）：T_2 期分化良好、局限的肿瘤可经尿道切除或行膀胱部分切除术。T_3 期肿瘤如分化良好、单个局限、患者不能耐受膀胱切除时可采用膀胱部分切除术，T_3 期肿瘤分化不良、浸润旁管壁及周围组织，应行根治性膀胱切除术。T_4 期肿瘤常失去手术机会，应采用姑息性放射治疗或化疗，可减轻症状，延长生存时间。

六、介入治疗原理

膀胱癌介入治疗主要采用经动脉灌注化疗和化疗栓塞术。经导管将药物直接注入肿瘤的供养动脉，并通过栓塞阻断肿瘤的动脉供血，从而杀灭肿瘤细胞。对于中晚期膀胱癌患者，也可利用此方法，使肿瘤病灶缩小，提高手术切除率，减少复发率。

七、介入治疗适应证

1. 准备手术切除的病例术前介入治疗。
2. 手术不能切除的膀胱癌。
3. 手术后复发的膀胱癌。

4. 膀胱癌并发不可控制的出血。

八、介入治疗禁忌证

一般无特殊禁忌证。严重心、肝、肾、肺功能不全及碘过敏者不宜采用。

九、介入治疗的解剖学基础

导管能否准确地插入靶血管是介入造影、诊断、治疗成功的关键。膀胱的供血动脉主要来自髂内动脉发出的膀胱上动脉及膀胱下动脉。在膀胱癌介入治疗中，应全面实施双侧膀胱动脉的插管造影与治疗。

十、介入治疗技术

1. 膀胱癌的介入术前准备与一般经动脉灌注化疗及栓塞术类似。

2. 常规消毒铺巾，局麻后采用 Seldinger 穿刺技术进行一侧股动脉穿刺插管，以猪尾巴导管头端置于腹主动脉下段造影诊断，了解双侧髂内动脉与膀胱动脉的位置、形态与分布（图 9-1）。

3. 根据造影所见，将导管选择性插入髂内动脉并进一步超选择性插入膀胱动脉，随即进行动脉造影（图 9-2），明确诊断。

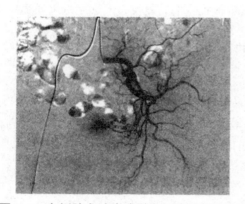 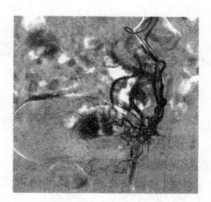

图 9-1 左侧髂内动脉造影显示膀胱肿瘤血管　　图 9-2 左侧膀胱动脉造影显示肿瘤染色

4. 经导管实施动脉内化疗、栓塞术。常用的化疗药有顺铂、卡铂、阿霉素、氨甲蝶呤、长春新碱等，选用 2 ~ 3 联局部灌注。栓塞剂多选用明胶海绵颗粒（图 9-3）。

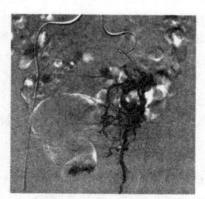

图 9-3 膀胱肿瘤血管用明胶海绵颗粒栓塞后

5. 由于膀胱接受双侧动脉供血，故在完成病变侧的灌注化疗与栓塞后尚需进行另一侧的治疗。

十一、术后处理

1. 按一般介入术后常规处理。鼓励患者多饮水，并持续膀胱冲洗，保持尿道通畅，仔细观察尿液的颜色与尿量等。

2. 随访复查：术后 3 个月内定期随访，了解膀胱癌治疗及预后情况。

十二、并发症及处理

1. 化疗药物引起的消化道、造血系统等副反应与其他部位化疗相似，对症处理即可。

2. 栓塞后综合征表现：主要为栓塞部位局部疼痛，为栓塞后器官急性缺血、肿胀所致，臀上动脉被误栓后可引起臀部麻胀感，剧烈疼痛，因此要求尽可能超选择性插管，在透视严密监测下缓慢注入栓塞剂到靶动脉。疼痛处理主要为对症治疗，一般在 1 ~ 2 周后消失。

3. 血尿，由于动脉栓塞引起膀胱壁或肿瘤缺血坏死所致。先行对症治疗，必要时需外科处理。

十三、疗效评价

介入治疗作为膀胱癌的综合治疗手段之一，可以有效控制肿瘤进展及其出血等并发症，毒副反应轻，并发症少，能够延长患者生存期。另外，介入治疗可预防膀胱癌术后复发，但远期效果还需要继续观察。

第二节　前列腺癌

一、概述

前列腺癌（carcinoma of prostate）为老年男性生殖系统常见的恶性肿瘤，欧美发病率极高。随着人均寿命增长，饮食习惯变化以及诊断技术的提高，我国前列腺癌发病率迅速升高，尤其是早期前列腺癌检出率明显增加。

二、病因与病理

前列腺癌病因尚不清楚，可能与年龄、种族、遗传、饮食习惯、环境、性激素等有关。很多研究表明，发病的危险因素包括生活习惯改变、日光照射、长期接触镉等化学物质、进食高热量动物脂肪、酗酒等。前列腺癌大多数为激素依赖型，血清睾酮、雌激素等的生理变化对前列腺癌的发病有重要影响。近年来的研究也注意到某些基因功能的丢失或突变在前列腺癌的发生、发展及转移中起重要作用。

前列腺癌中 98% 为腺癌，其他少见的有移行细胞癌、鳞癌、未分化癌等。前列腺外周带是前列腺癌最常发生的部位，其生长可侵犯相邻区，并可突破前列腺被膜，进而侵犯周围脂肪、精囊及邻近结构，还可以发生淋巴转移和血行转移，后者以骨转移多见，且多为成骨性转移，最常见于脊柱和盆腔。

前列腺癌多采用 TNM 分期，分为 4 期：T_1 期，为临床隐匿肿瘤，直肠指检正常或单纯 PSA 升高，穿刺活检发现肿瘤；T_2 期，肿瘤局限于前列腺内；T_3 期，肿瘤突破前列腺被膜；T_4 期，肿瘤侵犯精囊、膀胱颈、尿道外括约肌、直肠、肛提肌、盆壁。N、M 代表有无淋巴结转移或远处转移。

三、临床表现

早期前列腺癌常无明显症状，常在体检直肠指诊、B 超检查或 PSA 升高检测的进一步检查中发现。前列腺癌增大阻塞尿道时，出现下尿路梗阻症状，如尿流缓慢、尿频、尿急、尿流中断、排尿不尽、排尿困难甚至尿潴留、尿毒症，但血尿少见。晚期远处转移可出现骨痛、脊髓压迫症状及病理性骨折等。

四、影像学表现

直肠指检、PSA 检查和经直肠超声检查（TRUS）是目前公认的早期发现前列腺癌的最佳方法。前列腺癌超声检查作为常规体检筛查，CT检查对早期检出病变意义不大，MRI对于早期前列腺癌检出率高，可作为首选的影像学检查方法。

1. 超声检查：经直肠超声检查是较准确的方法，表现为前列腺内不规则低回声结节，少数可为高回声、等回声或混合回声。前列腺左右不对称，边界不整齐，经直肠探头加压不变形。较大肿瘤可出现分叶、被膜不完整、回声连续性中断、内部回声强弱不均，内外腺结构不清，CDFI显示局部血流信号增加，邻近器官出现受累表现。

2. CT扫描：CT平扫与增强对于病灶早期检出价值有限，仅能显示前列腺增大，但对晚期肿瘤向包膜外侵犯时有较多阳性征象，能显示肿瘤的被膜外侵犯，如前列腺、精囊脂肪间隙消失，以及膀胱底被侵犯、精囊角异常、淋巴结转移、骨转移等。

3. MRI扫描：MRI对于发现前列腺癌和确定其大小、范围均有较高价值，是目前诊断前列腺及分期最佳的影像学诊断方法。在T_1WI上表现为均一的较低信号，难以识别肿瘤，但在T_2WI上表现为低信号结节影，易于早期发现肿瘤。MRI对前列腺癌的诊断与临床分期具有重要意义。

4. ECT扫描：前列腺癌的最常见远处转移部位是骨骼。ECT可早于常规X线片检查发现骨转移灶，敏感性较高但特异性较差。

影像学检查TRUS、CT、MRI等在前列腺癌的诊断方面都存在局限性，最终明确诊断还需要前列腺穿刺活检取得组织学诊断。

五、临床治疗选择

前列腺癌的治疗包括等待观察治疗、根治性手术治疗、外放射治疗、近距离治疗、内分泌治疗、免疫治疗以及冷冻、射频消融等局部治疗，但以手术治疗为主，根据肿瘤的临床分期、病理并结合患者全身情况，选择合适的治疗方式。

对于年轻的患者，肿瘤分化良好、局限于前列腺内或低分化肿瘤，大多主张根治性前列腺癌切除术。

对于晚期前列腺癌，以抗雄激素内分泌治疗为主，可以明显提高患者生存时间。放射性治疗对前列腺癌有一定效果，如放射性粒子植入治疗前列腺癌，内放疗效果肯定，可以控制肿瘤生长，并发症少，微创而安全。

近年来随着相关技术的发展，冷冻消融、高能聚焦超声治疗、射频消融、微波热疗等手段以其有效、微创、安全的优势，在治疗前列腺癌方面发挥着越来越大的作用，这类介入微创治疗正逐步成为前列腺癌局部治疗的重要手段，有着广阔的应用前景。

六、介入治疗原理

前列腺癌介入治疗主要采用放射性粒子植入术、肿瘤消融术等，以达到灭活肿瘤细胞、抑制肿瘤生长的目的。

1. 放射性粒子植入术：属于近距离治疗的一种，较常用。通过三维治疗计划系统准确定位，将放射性核素粒子以一定的空间排列方式，经皮穿刺植入前列腺癌组织内，依靠放射性核素射线持续对肿瘤细胞起作用，经过足够的剂量和足够的半衰期，提高前列腺的局部剂量，使肿瘤组织遭受最大程度杀伤，直至肿瘤细胞全部失去繁殖能力，从而达到较彻底的治疗效果。临床上永久粒子种植治疗常选用125碘（^{125}I），半衰期为60 d。

2. 射频消融术：属于肿瘤热消融治疗，医用射频电流作用于肿瘤组织时，因电磁场的快速变化使得局部组织的正、负离子快速运动，摩擦升温，可以在组织内产生60～100℃的高温，通过将低水平的射频能量集中并消融目标组织，致使细胞内外水分蒸发、干燥、固缩脱落以致无菌性坏死，从而肿瘤发生不可逆凝固性坏死。

3. 微波消融术：属于肿瘤热消融治疗，将微波探针插入前列腺肿瘤内，治疗探针向附近组织发射电磁波，电磁波可引起离子激活或者快速振动，产生热量，加热前列腺肿瘤组织到55～100℃，使肿瘤细胞凝固坏死，灭活肿瘤。

4. 冷冻消融术：属于肿瘤的冷消融治疗，冷冻治疗的作用机制主要涉及两个方面：一方面冷冻消融探针附近迅速降温使细胞内形成冰晶，对细胞膜造成机械损伤，而远离探针的细胞外组织形成冰晶可产生脱水效果，可导致细胞损伤或死亡；另一方面在治疗过程中产生的生化效果使细胞膜受损并增加了细胞膜的离子通透性，同时使细胞骨架受损，导致细胞更易受到机械损伤。另外，极端低温引起的小血管内皮损伤及血栓形成进一步引起了肿瘤组织的缺血、缺氧，继而引起肿瘤细胞死亡。

七、介入治疗适应证

前列腺癌各种微创介入术的治疗原理不同，各自的适应证也存有差异，适应证大致上可以分为以下几类。

1. 局限性前列腺癌患者。
2. 不愿进行根治性手术的患者。
3. 前列腺癌治疗后复发和肿瘤残留。
4. 作为其他如外照射治疗的补充。
5. 前列腺癌的姑息治疗。

八、介入治疗禁忌证

前列腺癌各种微创介入术的治疗原理不同，各自的禁忌证也存有差异，禁忌证大致上可以分为以下几类。

1. 完全不能耐受手术体位或心脑血管疾病的急性期，病情不稳定者。
2. 患有严重出血倾向或血液凝固性疾病。
3. 预计生存期不长，治疗后生存获益小。
4. 一般情况差，有远处转移。
5. TURP 后缺损较大或预后不佳。

九、介入术前准备

1. 设备与器材：因不同手术方式而定。如采取放射性粒子植入术，须准备三维治疗计划系统（TPS）、125 碘（^{125}I）源、穿刺植入系统、影像引导设备等；如采取射频消融术，则须准备射频消融设备及相关穿刺针、影像引导设备等。

2. 常规检查：患者需在治疗前常规检查凝血功能，做血、尿、便常规，PSA，血型检查和感染筛查，心电图，胸片等检查。

3. 影像检查：行 TRUS、增强 CT 或 MRI 检查，帮助明确病灶位置、大小、数目、形状与大血管的关系等。

4. 病理检查：为明确诊断，术前应行病灶穿刺病理检查。

5. 药品准备：术前应准备麻醉、镇静、镇痛、止吐、止血等药物，急救设备和相关药品。

6. 患者准备：患者及家属签署知情同意书；术前 8 h 禁止饮食，需清洁灌肠；手术区备皮；建立静脉通道，尿道插管及尿道保护。可给予广谱抗生素。

十、介入操作技术

1. 放射性粒子植入术：患者行腰麻或全麻，取截石位，会阴部常规消毒，膀胱插管，Foley 球囊注入造影剂。安装固定架与模板，连接治疗计划系统，在超声或 CT 引导下，以 17 G 或 18 G 粒子植入针穿刺入肿瘤内，参照 TPS 以一定的空间排列于前列腺癌组织内植入放射性粒子。通常先用经直肠超声（TRUS）确定前列腺体积，再根据 TRUS 所描绘的前列腺轮廓和横断面来制订治疗计划，包括种植针的位置，粒子的分布、数目与三维剂量分布。术中应再次利用 TRUS 作计划，根据剂量分布曲线图放置粒子，同时在粒子种植过程中也应利用经直肠实时超声来指导操作，随时调整因植入针的偏差而带来的剂量分布的改变。术后经超声或 CT 验证粒子分布情况。需要注意的是，前列腺靶区处方剂量所覆盖的范围应包括前列腺及其周边 3～8 mm 的范围，即前列腺靶区大约是实际前列腺体积的 1.75 倍（图 9-4）。

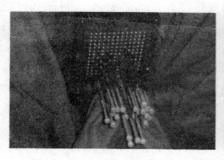

图 9-4　I^{125} 粒子植入定位穿刺及粒子植入后复查

2. 射频消融术：一般准备与放射学粒子植入术类似。根据患者影像学资料，确定患者前列腺肿瘤的部位、大小及活性范围，多采取在 CT 引导下进行穿刺，将消融电极置于肿瘤内。在穿刺完成后，依据肿瘤的大小和消融主电极的位置，将子电极进行展开，再次确认电极的位置，进行消融治疗，治疗时间主要是依据患者肿瘤大小和治疗过程中肿瘤组织变化综合考虑。需要注意的是，在进行穿刺时应尽量避开梨状肌和周围组织，目的是避免损伤患者的坐骨神经。

3. 微波热疗术：操作技术部分类似于射频消融术。通过经直肠超声确定前列腺及周围组织的位置，TRUS 引导下将微波治疗探针插入前列腺癌组织，通过热敏探针检测前列腺及周围组织的温度，同时将改良的导尿管置于尿道并引入循环的冷却水以保护尿道不受热损伤，另外，通过冷却导管在前列腺和直肠之间注入无菌盐水以保护直肠壁。冷却系统放置好以后，热疗机即可向治疗探针传输能量，使目标组织升温到 55℃，持续 10～15 min。术毕可以超声或 CT 扫描评估治疗效果。

4. 冷冻治疗术：患者常规准备，并行低位硬膜外麻醉，使用氩氦低温冷冻系统。在直肠超声或 CT 引导下将多根冷冻消融探针（17 G）插入肿瘤内，以便更准确地冷冻并破坏前列腺及其癌组织，同时使周围组织不受影响。另外，在尿道外括约肌和膀胱颈等部位放置温度感应器进行温度监测，并用细导管将温热的液体导入尿道，以免低温冻伤。一般需在 TRUS 引导下进行两个冻融周期的处理，使中央部的腺体和血管神经束部位的温度都能降到 -40℃，以保证肿瘤治疗的效果。

十一、术后处理

1. 术后应常规留置导尿管，保证尿道通畅。

2. 药物处理：手术后 3 d 内常规使用抗生素预防感染。

3. 随访复查：术后 3 个月内定期随访。

十二、并发症及处理

前列腺癌行介入微创手术后的并发症如下。

1. 在穿刺和消融过程中有可能损伤的结构包括直肠、尿道、坐骨神经、骶丛神经及周围血管，由此可能会引发以下并发症：出血，包括尿道出血、局部血肿；直肠损伤引起粪瘘、直肠刺激征；尿路损伤引起尿道瘘、尿路梗阻或尿路刺激征、尿失禁、尿潴留、膀胱出口梗阻；神经损伤引起性功能障碍等。尽管以上并发症的发生率很低，但仍需要术中谨慎操作予以避免。

2. 放射性粒子植入术早期可引起尿频、尿急及尿痛等尿路刺激症状，排尿困难和夜尿增多，后期以慢性尿潴留，尿道狭窄、尿失禁为常见；部分患者可出现大便次数增多及里急后重等直肠刺激症状，甚至直肠溃疡、肠瘘等。大多数症状为轻到中度，可通过药物治疗缓解，严重者需手术治疗。

十三、疗效评价

放射性粒子植入术、冷冻消融、射频消融及微波热疗等方法是安全、可行的前列腺癌介入微创治疗手段，可有效降低 PSA 水平，提高生存率，有着广泛的应用前景。每种治疗方法都有其优点及缺点，在选择治疗方式时，应依据肿瘤特征与患者的具体情况采取合适的治疗方式，以期达到最佳疗效。

第三节　上尿路梗阻

一、概述

肾盂输尿管等上尿路由于各种原因可造成尿路梗阻，影响尿液的低压单向性排泄，大量的尿液聚集在肾盂、输尿管腔内，逐渐使管腔扩张迂曲，最终导致肾脏的排泄分泌功能的丧失，严重的双侧梗阻可导致肾功能衰竭，同时可能发生泌尿系统感染甚至脓毒血症。上尿路梗阻所致肾功能受损往往病情进展快，若处理不当或处理不及时可能危及生命。治疗的关键在于解除梗阻或肾盂输尿管积水，最大限度地保护和恢复肾功能。采用介入放射学的方法，经皮穿刺肾盂引流能迅速解决肾盂积水，肾盂输尿管管腔成形术可立即解除梗阻，通过介入治疗达到保护肾功能的目的，挽救生命。

二、病因与病理

1. 先天性疾病：包括先天性肾盂—输尿管狭窄、输尿管膨出、输尿管反流、输尿管瓣膜形成、肾脏位置异常、腔静脉后输尿管和马蹄肾等。

2. 炎性梗阻：结核或脓肿后瘢痕导致局部狭窄、慢性输尿管炎所致炎性狭窄、血吸虫病等。

3. 肿瘤梗阻：肾盂及输尿管肿瘤导致的尿路梗阻。

4. 邻近器官病变：盆腔或腹膜后占位性病变、纤维化病灶、血管迂曲扩张等造成输尿管受压。

5. 创伤性梗阻：外伤、手术损伤、放射性损伤、肾脏移植术后等所致尿路梗阻。

6. 结石梗阻：肾盂输尿管结石梗阻或结石合并狭窄。

上述各种原因导致肾盂输尿管梗阻后，通过不同的发病机制而出现继发肾功能损害。

1. 上尿路梗阻后，出现上尿路扩张积水，肾盂内、肾间质、集合管内压力增高，先发生管腔扩张，继而出现细胞萎缩、肾皮质和肾髓质变薄。

2. 上尿路梗阻后，肾血流量发生变化。早期血流增加，继而恢复与梗阻前接近的水平，再缓慢下降为正常人一侧肾的 12% ~ 40%。肾血流量的改变导致肾内激素分泌改变，包括前列腺素、血管紧张素、心钠素和血栓素分泌增加。

3. 上尿路梗阻后，肾盂压力增高，由于腔内压力的增大突破了肾盂的内膜完整性，出现各种逆流，以传导和减轻肾盂内的压力，包括肾盂静脉逆流、肾盂肾小管逆流、肾盂淋巴管逆流和肾盂间质逆流。

4. 由于梗阻后放射性的动脉血流减少、肾脏毛细血管压力降低、入球小动脉后阻力增大，肾小球滤过率不同程度降低。

5. 尿路梗阻后，易发生泌尿道感染，肾内压力增高情况下，细菌及毒素可通过多种途径进入血液循环，发生全身中毒症状或休克，造成肾炎性肾损害。

三、临床表现

1. 反复发作的尿路感染。

2. 尿路刺激征，如尿频尿急尿痛、排尿困难和尿潴留。

3. 无尿、少尿、间断多尿和血尿。

4. 腰部疼痛不适等。

5. 不明原因的高血压。

6. 肾功能受损表现。

7. 腰背部肾区或腹部触及较大的肿块。

8. 无明显症状，体检偶尔发现肾积水。

9. 原发病的表现。

四、影像学表现

1. IVP：主要表现为肾盂输尿管交界处或输尿管某处局限性狭窄梗阻，梗阻部位以上输尿管管腔的扩张、迂曲，肾盂扩张，肾盏膨隆，肾盂肾盏显示各种逆流。肾功能受损时可表现为肾实质显影延迟或不显影，收集系统显示较慢或不明显，延迟摄影时可以显示淡薄的轻微增粗的肾盂输尿管影像。肾盂输尿管梗阻的影像学表现与梗阻的发展速度、梗阻程度及梗阻部位有关。

2. 超声：可反映肾脏大小、肾盂及输尿管扩张程度、梗阻部位，可显示结石、肿瘤等病变，但由于超声易受脊柱或腹盆脏脏器的影响，对下尿路梗阻、病变及腹膜后病变显示较 CT、MRI 差，故在临床实际工作中往往作为筛查手段，需进一步做 CT 或 MRI 检查。

3. MSCTU 及 MRU：MRU 主要用于确定有无梗阻，如肾盏杯口消失呈圆球状及输尿管扩张管径超过 5 mm 即认为存在尿路梗阻；确定尿路梗阻部位，MRU 能观察全尿路情况；能明确梗阻原因，显示病变的直接或间接征象。近年随着 MSCT 技术快速发展，MSCTU 技术日益成熟，它无须肠道准备及腹部加压，能直观观察尿路梗阻部位、梗阻程度、肾盂积水程度，同时还能了解梗阻原因，它将取代 IVP。

五、临床治疗选择

上尿路梗阻的治疗关键在于引流尿液和解除梗阻，外科治疗方法有孤肾病变肾切除术、手术解除梗阻或肾盂造瘘术、膀胱镜下输尿管插管引流。孤肾病变肾切除术虽简单易行，但应谨慎应用，其他治疗方法的治疗目的在于尽可能保护肾脏。采用外科手术方法解除梗阻或肾盂造瘘由于手术损伤大，目前不应作为首选方法。膀胱镜下输尿管插管引流术既可迅速引流又能解除梗阻，往往作为首选方法，但存在输尿管管径细难以充分引流、导管不易固定而脱落、尿道刺激症状重、输尿管逆行插管困难等缺点，故临床应用受到限制。

介入治疗方法包括经皮肾穿刺肾造瘘术和输尿管成形术，前者由于能迅速减压引流，后者能解除梗阻，同时介入治疗通过上尿路途径创伤小、刺激小、导管易固定，故介入治疗成为上尿路梗阻重要治疗方法。

六、介入治疗原理

肾脏为腹膜后器官，超声或 CT 引导下经皮肾盂穿刺简单、创伤小，往往经肾的后外侧进针，经肾皮质进入肾盂或肾盏内，建立经皮进入肾盂的治疗途径，在此基础上进一步做肾盂输尿管顺利造影，能够准确地了解肾盂输尿管积水程度、梗阻平面、梗阻程度。导丝引导下置入腔大、侧孔多的引流导管，能够迅速引流解除或缓解肾脏集合系统高压状况，恢复肾脏过滤和排泄功能，还可通过引流管用药，改善或控制泌尿道感染。根据梗阻的原因及程度，在导丝引导下行球囊扩张或支架植入，利用血管成形术"控制性损伤"原理行泌尿道成形术。成形术通过解除尿道梗阻，维持输尿管通畅，恢复或改善肾功能、泌尿系感染，为后续治疗提供了基础条件。

七、介入治疗适应证

1. 各种先天性异常导致的上尿路梗阻。

2. 结石性梗阻、炎性梗阻、手术或创伤后梗阻。

3. 泌尿道肿瘤性病变导致的梗阻。

4. 邻近器官占位性病变、血管、纤维瘢痕等造成输尿管压迫性梗阻。

5. 辅助泌尿道外科手术或手术后的引流。

八、介入治疗禁忌证

1. 碘过敏者,选用低渗性对比剂。
2. 严重肾功能衰竭。
3. 严重的凝血功能障碍。
4. 尿路梗阻超过 6 周,导致的不可逆性肾功能损伤。
5. 穿刺部位严重感染。

九、介入治疗的解剖学基础

肾脏位于脊柱两侧,腹膜后间隙内,为腹膜后器官。肾实质分为位于表层肾皮质和深层的肾髓质。肾皮质由肾小体和肾小管构成,肾髓质由 15 ~ 20 个肾锥体构成,2 ~ 3 个肾锥体尖端合并成肾乳头突入肾小盏,尿液经乳头孔流入肾小盏内。2 ~ 3 个肾小盏合成一个肾大盏,再由 2 ~ 3 个肾大盏汇合形成一个肾盂。肾盂离开肾门后向下弯行,逐渐变细与输尿管相移行。输尿管平第 2 腰椎上缘起自肾盂末端,终于膀胱,分为腹部、盆部及壁内部。输尿管全程在肾盂输尿管移行处、小骨盆入口处、输尿管壁内部有生理性狭窄。

十、介入治疗技术

介入治疗方案根据术前影像学检查、病变性质、梗阻程度、治疗预期等情况可选择经皮肾盂造瘘术、球囊扩张成形术、内涵管植入术、支架植入术、经皮造瘘取石术等,操作要点如下。

（一）经皮肾盂造瘘术

1. 体位及穿刺点准备:患者常规采取俯卧位或侧卧位,穿刺点一般位于后肋弓下方,第 2 ~ 3 腰椎水平椎旁肌外缘,大致相当于肾脏的后外侧。穿刺点确定后常规消毒、铺巾,局部皮肤及皮下组织用利多卡因浸润麻醉,不能耐受或不能配合者可采用全麻。

2. 经皮穿刺:在超声、CT 或 X 线引导下进行经皮穿刺,穿刺针进入皮肤后穿透腰背部肌肉和筋膜,从肾脏的后外侧经过肾皮质进入肾盂或肾盏内。应尽量避免直接穿刺肾盂、输尿管,以避免大血管损伤和漏尿的机会,单纯引流最好穿刺进入下组肾盏,需要取石或碎石则需进入肾上盏。穿刺完毕造影,观察肾盂扩张、梗阻部位及梗阻程度（图 9-5）。

3. 扩张通道:穿刺成功后可见尿液流出,试注造影剂确认针尖位置正确后,经穿刺针引入导丝,沿导丝逐级扩张皮肤至肾实质的穿刺通道,以便穿刺道与预备置入的引流管或支架直径接近。

4. 置入引流管:穿刺通道扩张后,继续保持导丝,循导丝送入引流管。或先引入普通导管,经交换放入硬度较大的导丝,再循硬导丝送入引流管,调整引流管内端处于合适的位置,皮肤处用固定盘或缝线固定,外端连接尿袋（图 9-6）。

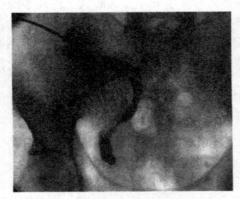 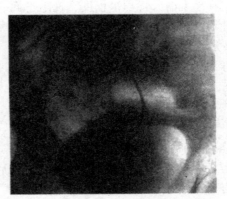

图 9-5　经皮肾盂穿刺造影显示异　　　　图 9-6　异位肾及输尿管梗
位肾及输尿管下段梗阻　　　　　　　　阻置入内 - 外引流管术后

（二）经皮肾盂输尿管成形术

经皮肾盂输尿管成形术包括球囊扩张成形术、内涵管植入术、支架植入术，球囊扩张成形术多用于良性病变，支架成形术多用于恶性病变，内涵管植入术多用于大结石碎石术前、放射治疗前及球囊成形术后预防输尿管再狭窄。穿刺点的选择及穿刺入路、穿刺过程同上。

球囊扩张术：经上述穿刺过程后置入加硬导丝，导丝引导下置入球囊导管，球囊金属标记跨越狭窄段或梗阻部位，缓慢扩张球囊，可观察到腰征逐步变浅直至消失，扩张后稳定导丝退出球囊导管到梗阻近端造影，可观察造影剂在肾盂周围有外渗的征象，球囊扩张成功后多可放置内涵管或外引流管继续引流防止尿漏及再狭窄，若发生再狭窄可择期再次扩张或考虑支架植入。

内涵管植入术：经上述穿刺过程后置入加硬导丝，导丝引导下置入内涵管，内涵管有内 - 外引流管和内引流管两种。内 - 外引流管一端留在体外，一端位于膀胱，既可行外引流也可在夹闭外引流仅留内引流，其优点在于通过体外一端便于及时冲吸、造影观察上尿路情况，也可换管。内引流管则一端位于肾盂，一端在膀胱，若换管只能通过膀胱镜。

支架植入术：经上述穿刺过程后置入加硬导丝，导丝引导下置入内支架，支架两端跨越狭窄段且较狭窄段长 1 ~ 2 cm，对质地较硬的狭窄，也可先行 5 ~ 8 mm 小球囊扩张后再置入支架。支架置入后观察支架的位置及膨胀情况，若支架膨胀不好可选用 10 mm 球囊进行再次扩张，支架置入后继续进行肾盂造瘘引流 24 ~ 48 h。术后可通过造瘘管造影观察支架位置、尿路梗阻解除情况考虑拔管。

（三）肾盂输尿管结石的介入处理

仅在质地较硬的结石不能经体外碎石处理、手术取石后复发较大结石时才需通过介入方法处理。肾盂输尿管结石的介入处理主要通过经皮造瘘引入碎石或取石装置，一般在造瘘术后 1 周左右进行，经皮造瘘引入取石网篮，接近结石所在部位，设法调整网篮的位置和形态，使结石进入网篮内，再施加力量使结石碎裂，经尿液冲洗排出，不能碎裂的结石直接经引流道缓慢拉出。

十一、术后处理

1. 卧床休息，介入术后卧床休息 1 ~ 2 周，保护好造瘘引流管，勿使造瘘管移位、脱落。

2. 监测小便，记录 24 h 尿量，了解肾功能恢复情况。观察有无血尿、脓尿等，可定期进行尿培养及药敏试验。

3. 预防和控制尿路感染，除了静脉用药，定期冲洗造瘘引流管，通常 6 个月要换管 1 次。

4. 定期监测，定期监测肾功能，定期复查肾脏超声以了解肾脏变化，定期复查腹部平片以观察引流管或支架的位置。

十二、并发症及处理

1. 疼痛及腰部不适：穿刺口的愈合不良、引流管刺激、尿漏等均可导致疼痛及腰部不适，术后观察穿刺口有无外渗、引流管位置及通畅度等了解疼痛原因，术后通过限制活动、定期冲洗引流管或调整引流管位置以减少不适，疼痛较重则应通过镇痛药控制。

2. 出血：术后 2 ~ 3 d 内外引流管可有少许尿液染血现象，一般不需处理，如尿血严重则应积极寻找原因，如考虑血管损伤性出血则可进行动脉栓塞止血。如引流出血凝块，要用等渗盐水定期冲洗引流管，若引流管堵塞可用导丝进行疏通。

3. 感染：根据尿培养和药敏试验积极用药控制感染，定期冲洗引流管或通过引流管进行抗生素灌洗。

4. 尿路再狭窄：术后通过相关影像学检查或经造瘘引流管造影明确尿路再次狭窄，其原因可能与球囊或支架小、原发病变进展压迫、尿液矿物质沉积支架表面等有关，针对原因可进一步介入或手术处理。

第四节 尿路出血

一、概述

尿路出血即血尿（haematuria），是泌尿系统最常见的症状之一，包括肉眼血尿和镜下血尿，前者指尿呈洗肉水样或红色，后者指需经显微镜检查方能确定尿液中红细胞异常增多。

二、病因与病理

尿路出血病因很多，绝大多数由泌尿系统本身病变引起，少数血尿由全身性疾病或泌尿系统邻近器官病变引起。

1. 泌尿系统病变：原发或继发性肾小球疾病；急慢性肾盂肾炎、急性膀胱炎、尿道炎、泌尿系统结核、泌尿系统霉菌等感染；肾盂、输尿管、膀胱、尿道部位结石；泌尿系统任何部位的恶性肿瘤或邻近器官的恶性肿瘤侵及泌尿道；泌尿系统外伤；医源性损伤；肾动脉血栓形成及栓塞、肾动静脉畸形等。

2. 全身性疾病：出血性疾病、结缔组织病、血液病、心血管疾病等。

3. 泌尿系统邻近器官疾病：急性阑尾炎、盆腔炎、输卵管炎或邻近器官肿瘤侵犯，引起血尿。

4. 其他：包括理化因素及药物、功能性与特发性血尿。

三、临床表现

1. 血尿依其排尿先后可分为初血尿、终末血尿和全程血尿。不同病因的血尿会出现相应的临床症状。泌尿系统大出血患者可见肉眼血尿，表现为持续性肉眼血尿，伴有不同程度贫血、血压不稳或休克。

2. 伴随表现与症状：①疼痛：多见于泌尿系结石，肾被膜下血肿或尿液外渗引起患侧腰背部疼痛，阵发性膀胱区胀痛、膀胱填塞。②膀胱刺激症状：多见于泌尿系炎症、肿瘤。③腹部肿块：多为肾肿瘤或邻近器官肿瘤。④出血倾向：见于血液病。⑤发热：见于急性肾盂肾炎、肾结核等尿路感染。⑥休克：严重肾损伤或合并其他脏器损伤时常并发休克。

四、影像学表现

血尿原因复杂，影像学检查对其病因诊断具有重要的价值。不同的检查方法各具优势，应根据各自特点在临床实践中合理应用。

1. 超声波是血尿筛查、诊断和随访的首要方法。

2. 泌尿系统平片主要用于诊断尿路结石；静脉尿路造影主要根据集尿和引流系统管道的梗阻、充盈缺损、破坏、推移及变形等异常征象对疾病进行诊断。

3. CT 对诊断泌尿系统囊肿、结核、结石、肿瘤、畸形等具有很高的临床价值，为血尿排查的重要检查方法。

4. MRA 通常作为 CT 的补充检查手段，主要用于肾实质性肿瘤的定位、分期和鉴别诊断。MRA 作为一种无创的血管成像技术，可诊断肾血管畸形、胡桃夹综合征及血管的通畅情况。

5. 血管造影检查：血管造影是诊断尿路出血的金标准，可表现为造影剂外溢的直接征象，也可表现为原发病变的间接征象。

五、临床治疗选择

尿路出血传统的治疗方法是先行保守治疗，无效者予以外科手术治疗。治疗策略上主要采取病因治疗，积极寻找病因，采取针对性的治疗。自动脉栓塞术用于治疗出血性疾病以来，逐渐成为大部分尿路出血患者治疗的重要手段，它既避免了手术创伤，又很好地保护了肾脏功能。因介入栓塞治疗具有成功率高、见效快、创伤小、并发症少等优点，可作为部分尿路出血患者首选的治疗方法。

六、介入治疗原理

尿路出血介入治疗目前主要针对各种原因引起的难治性泌尿系统大出血。对泌尿系统大出血的介入治疗主要采取经动脉造影，发现出血灶或病变血管，并有针对性地进行腔内栓塞治疗，封堵病变血管，达到止血目的。

七、介入治疗适应证

临床上大量血尿、经保守治疗无效患者，只要生命体征平稳，均可实施介入治疗，主要见于以下几类情况。

1. 外伤破裂出血：肾、膀胱外伤后破裂出血。
2. 肿瘤破裂出血：肾、膀胱肿瘤合并破裂出血。
3. 医源性损伤出血：肾结石碎石、经皮肾穿刺活检、肾囊肿穿刺引流、经皮肾造瘘、经皮肾镜取石术、放疗术后出血。
4. 血管性疾病合并出血：肾动静脉畸形、动静脉瘘、动脉瘤破裂出血等。

八、介入治疗禁忌证

1. 严重心、肝、肾功能与凝血功能障碍者。
2. 血液病，严重弥散性血管内凝血患者。
3. 失血性休克、生命体征不稳定，不宜搬动的患者。

九、介入治疗的解剖学基础

介入治疗的主要靶血管包括肾动脉、髂内动脉、膀胱动脉等，这类血管一般容易插管到位，完成相关腔内治疗。肾动脉左右各一，由腹主动脉侧壁分出，自第1、2腰椎水平发出，分别经肾门入左、右肾并在肾内逐级分支。左侧肾动脉起始部常高于右肾动脉。支配输尿管的血管有来自肾动脉、生殖动脉、肾上腺上动脉、髂动脉。膀胱的主要血液供应来自髂内动脉前干之膀胱上、下动脉。膀胱上动脉供应上侧壁，下动脉供应膀胱底部、前列腺及上1/3尿道。

十、介入操作技术

1. 采用 Seldinger 技术穿刺一侧股动脉，置入 5 F 或 6 F 导管鞘，送入导管至相应靶器官血管内。
2. 血管造影检查：连接高压注射器，通过导管注射造影剂，对靶血管进行造影观察，了解出血的直接与间接征象，明确出血部位，并对出血病因做出初步判断（图9-7）。根据术前与术中评估，可选择腹主动脉、肾动脉、肠系膜动脉、髂内动脉、膀胱动脉进行造影。

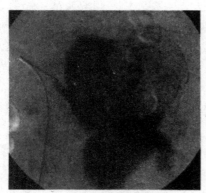
图9-7 肾脏平滑肌脂肪瘤 DSA 显示异常血管

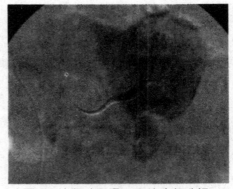
图9-8 肾脏平滑肌脂肪瘤超选择性造影显示肿瘤染色

3. 实施靶血管的选择性与超选择性插管：有时需要应用同轴微导管技术将导管插入出血的动脉分支，并再次造影观察出血血管走行，最后将导管置于出血动脉分支近端（图 9-8）。

4. 栓塞治疗：根据不同出血类型选用不同的栓塞材料。对于局灶性出血，可以往靶血管注入明胶海绵或 PVA 颗粒，在 X 线透视下经导管缓慢注入，注意边注射边透视，防止过度栓塞或者异位栓塞，直至血流明显变缓或血管"铸型"时停止栓塞。对于较大的动脉分支损伤、动静脉瘘或合并假性动脉瘤者，直接采用弹簧圈和明胶海绵或 PVA 颗粒进行栓塞；对于肿瘤引起的大出血，可以先经靶动脉输注化疗药物，再用无水乙醇或碘油栓塞肿瘤毛细血管床，注意有大量动静脉分流时，慎用或禁用液态栓塞剂，最后用明胶海绵或 PVA 颗粒栓塞靶血管。

5. 造影复查：栓塞完成后，用生理盐水将导管中的栓塞剂冲洗干净，等待数分钟，再次造影以观察出血是否停止，直至效果满意后，才能结束操作（图 9-9）。

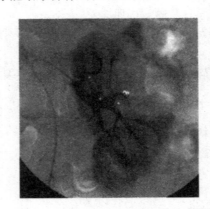

图 9-9　肾血管平滑肌瘤栓塞术后

十一、术后处理

1. 术后常规输液、利尿，抗生素治疗 3 ~ 5 d，穿刺点压迫，穿刺侧下肢制动 12 ~ 24 h，注意有无渗血。

2. 绝对卧床休息 3 ~ 5 d，严密观察患者的血压、心率等生命体征。

3. 密切观察患者的尿量、尿液及引流管液体颜色变化，并动态复查血尿常规及血肌酐、尿素氮等肾功能指标变化。

4. 出现栓塞后综合征时，予以解痉止痛及改善微循环等对症治疗。

5. 定期随访，复查肾增强 CT、小便常规与肾功能。

十二、并发症及处理

1. 栓塞后综合征：最为多见，术后即可出现，持续数天。主要表现：腹部胀痛；腹胀、恶心、呕吐；发热，白细胞计数升高。此类症状经解痉、止痛、抗感染、扩血管、改善微循环等对症治疗有效。

2. 肾脓肿和败血症：患者表现为术后持续性高热伴寒战，一般认为，肾脓肿和败血症与术中无菌操作不严、栓塞材料带有病原微生物有关。除严格执行无菌操作要求外，对于术前肾脏已存在的感染或术中栓塞范围较大者，术后应予以足量的抗生素。

3. 异位栓塞：多与病变存在动静脉瘘有关，只要术中选择适当的栓塞材料，如大直径颗粒栓塞剂或弹簧圈，控制推注压力与速度，可减少此并发症。

十三、疗效评价

根据文献报道，尿路出血经介入栓塞治疗的技术成功率可达到 100%，止血率达 90% 以上。介入栓塞治疗尿路出血具有止血快、创伤小、操作简单、并发症少和恢复快等优点，能够最大程度地保留正常肾组织，保护肾功能，具有不可替代的临床作用，应作为临床治疗首选方法。

第十章

脊柱骨关节疾病的介入放射治疗

第一节　椎间盘突出症

椎间盘突出症是临床最常见的疾病之一，主要发生在青壮年男性。

一、概述

常见病因为椎间盘退变、慢性劳损、外伤和先天性发育异常、其他各种造成脊柱突然受力加重的生理性活动和病理状态。主要病理改变如下。

1. 突出的椎间盘直接压迫脊神经根。
2. 扩大的椎间盘纤维环压迫刺激相邻的神经末梢。
3. 纤维环退变修复导致局部神经末梢敏感度增强。
4. 纤维环内的神经末梢所受到的压强增大。
5. 突出物或损伤后的炎性刺激造成局部充血水肿。
6. 纤维环膨大导致相邻的静脉回流障碍，血流瘀滞。
7. 纤维环和小关节退变失稳造成局部脊柱和韧带应力增加。

二、临床表现

1. 颈椎间盘突出症

颈背部疼痛、酸胀，四肢无力、沉重、跛行、步态不稳；颈部僵硬，压颈试验、压头试验和神经根牵拉试验阳性，神经支配区感觉减退和肌肉萎缩。

2. 腰椎间盘突出症

腰腿痛，下腰部疼痛多先于腿痛，呈放射状钝痛或触电感；双下肢根性疼痛、会阴部疼痛和感觉障碍、大小便异常和阳痿；肢体麻木，间歇性跛行；直腿抬高试验阳性等。

三、影像学表现

1. 椎间盘髓核退化、气化。
2. 椎间盘纤维环向四周扩张或局限性向外突出。
3. 硬膜囊前缘受压变形。
4. 椎间盘与硬膜囊外脂肪间隙消失或不对称。
5. 侧隐窝狭窄。
6. 髓核舌状突出或脱出。
7. 神经节或神经根受压变形或肿胀。
8. 硬膜外静脉受压。

四、临床治疗选择

1. 无症状的椎间盘突出无须治疗。
2. 椎间盘突出症的症状多可以通过适当的休息和调理自然缓解。
3. 需常规采用保守治疗，多数可以得到缓解或减轻。
4. 单纯保守治疗效果欠佳时，可以酌情采取一些微侵入性的治疗。
5. 经保守治疗效果欠佳或症状严重者，首选各种介入治疗。
6. 保守治疗和介入治疗无效、髓核完全游离于椎管、合并严重的椎间关节病变和脊柱失稳者，需要外科手术治疗。

五、介入治疗原理

1. 通过机械或物理的方法减少椎间盘内髓核物质体积。
2. 降低椎间盘纤维环内压力、减小椎间盘突出或膨出的程度。
3. 促使增多和敏感的神经末梢被封闭、抑制。
4. 改善局部循环和减轻局部水肿。
5. 矫正姿势或改变压力传导方向，从而减轻张力。

六、介入治疗常用方法

1. 切割与抽吸术。
2. 臭氧注射术。
3. 射频消融术。
4. 低温射频髓核成形术。
5. 胶原酶溶核术。
6. 激光气化术。

七、介入治疗适应证

1. 坐骨神经痛：患者有明确的腰痛史，但腿痛比腰痛更剧烈。
2. 颈肩背部疼痛：疼痛部位固定而范围不精确。
3. 上、下肢感觉和运动障碍，严重影响生活和工作。
4. 脊神经受压体征检查阳性并能定位。
5. 影像学检查确诊为椎间盘突出且突出部位与临床表现相符。
6. 排除合并严重的骨性椎管狭窄、黄韧带肥厚、后纵韧带钙化和骨质增生。
7. 经过 4～6 周正规的保守治疗无效或效果不明显，或病史虽短但疼痛严重，患者迫切要求缓解病痛。

八、介入治疗禁忌证

1. 曾经进行过开放性外科手术治疗。
2. 合并严重的骨质关节增生退变和韧带肥厚钙化。
3. 髓核完全游离于椎管内。
4. 穿刺部位有软组织感染。
5. 患者有神经官能症或精神病。
6. 临床表现与主要的影像学检查结果明显不符。
7. 合并心、肺、脑、肾功能不全，难以耐受手术。

九、介入治疗程序

1. 体位颈椎患者采取仰卧位；腰椎患者采取俯卧位或健侧向下的侧卧位。

2. 定位穿刺点定在距腰椎棘突 10 ～ 14 cm 处或颈动脉与气管之间。

3. 消毒与麻醉用 2% 利多卡因皮下浸润麻醉。

4. 穿刺颈椎间盘穿刺时用手指尽量分开颈动脉和气管，在钩椎关节内侧刺入椎间盘前侧缘；腰椎穿刺经腰椎间盘后外缘进入椎间隙的后部；后侧径路穿刺针尽量贴近椎弓根内缘穿刺进入椎间盘后部。

5. 留置工作套管

套管的理想深度是刚好进入纤维环内缘。

6. 处理髓核颈椎间盘介入时器械远端不超越椎间盘后 1/4，腰椎间盘介入时器械不超越椎间盘前侧和对侧 1/4。分别采用钳夹法、切割抽吸法、激光气化法、射频消融法、化学消融法或臭氧注射法处理髓核。

7. 拔管包扎拔除穿刺针或套管，局部加压包扎，检查患者的症状和体征变化情况。

十、术后处理

1. 静卧休息。

2. 药物处理必要时抗感染或使用糖皮质激素和脱水剂。

3. 定期随访复查。

4. 康复治疗强调综合治疗，手术后 3 d 即可进行。

十一、并发症与处理

1. 椎间盘炎抗感染、脱水治疗。

2. 神经根损伤维生素神经营养治疗，局部理疗等康复处理。

3. 血管损伤止血处理，极少数情况下需要手术止血。

4. 药物过敏。

5. 刺激性感觉异常，对症处理和康复治疗。

第二节　脊椎疾病的经皮椎体成形术

经皮椎体成形术包括经皮穿刺椎体成形术（PVP）和经皮脊柱后凸成形术（PKP）。

一、概述

1. 肿瘤、外伤、感染、代谢异常等。

2. 病变向椎体和椎弓根外扩展，直接压迫神经根。

3. 病变区域张力增大，直接压迫周围的感觉神经末梢。

4. 病变内血管壁渗透性变化导致压力增大。

5. 病变局部血流动力学压力增大。

6. 相关肌肉韧带的应力性痉挛收缩。

7. 周围肌肉韧带的炎性刺激或由脊柱结构变化传导的压迫和牵拉。

8. 脊髓压迫造成局部缺血性水肿。

9. 病变造成椎管内组织反应性增生，加重脊髓和神经根的压迫。

二、临床表现

1. 脊背部疼痛。

2. 肢体感觉和运动异常。

3. 脊柱变形。

4. 局部压痛。

三、影像学表现

1. X 线平片检查

椎体楔样变形，椎体骨质密度减小，肿瘤可见椎体骨质破坏。

2. CT 扫描

CT 扫描可以显示椎体内骨折线、骨质破坏的范围和边界，同时可以判断骨折线或肿瘤是否侵及椎体后缘和脊椎的附件。

3. MRI 扫描

MRI 扫描主要显示骨折或炎性组织的充血性水肿，从而判断椎体骨折的新旧程度。

四、临床治疗选择

1. 无症状的骨质疏松、无症状的陈旧性椎体骨折和较小的血管瘤，一般无须治疗。

2. 轻微的椎体压缩性骨折，以卧床休息和局部固定的保守治疗为主。

3. 有症状的骨质疏松、椎体骨折、肿瘤，均可行椎体成形术治疗。

4. 严重的椎体骨折影响椎管的完整性、造成脊髓压迫者，首先考虑外科手术治疗。

5. 恶性肿瘤放射治疗时疼痛缓解期出现慢、不能加强椎体强度和可能造成脊髓损伤。

6. 除第 1～4 胸椎外的各节椎体的相关病变均可考虑行椎体成形术治疗。

五、介入治疗适应证

1. 骨质疏松症。

2. 转移性肿瘤。

3. 骨髓瘤。

4. 侵袭性血管瘤。

5. 原发性脊椎恶性肿瘤。

6. 外伤性压缩性骨折。

六、介入治疗禁忌证

1. 椎体严重压缩为相对禁忌证。

2. 爆裂骨折或骨折线明显累及椎体后缘者。

3. 成骨性转移。

4. 严重的凝血功能障碍。

5. 严重的心脑血管疾病

除急性心脑血管疾病需要谨慎手术外，一般不是严格的禁忌证。

七、椎体成形术的机制

1. 骨水泥机械同化。

2. 骨折固定。

3. 稳定微环境。

4. 神经阻滞。

5. 椎体复位。

八、介入治疗程序

1. 体位

颈椎采取仰卧位或侧卧位，胸椎和腰椎采用侧卧位或俯卧位。

2. 穿刺路径的选择

①颈椎经过颈前外侧路径。②胸椎和腰椎通过椎弓根路径穿刺。

3. 定位

颈椎可直接对准椎体穿刺，腰椎穿刺时需考虑椎弓根的走行方向。

4. 麻醉

1%利多卡因 10 ~ 20 mL，重点是麻醉皮下组织和椎板骨膜。

5. 穿刺

向颈椎椎体前侧面或胸腰椎体侧后面穿刺，采用旋转方法穿透骨皮质并进入椎体。

6. 椎体骨髓腔造影。

7. 调制骨水泥粉剂、单体、造影剂调制比例为 4：2：1，充分搅拌均匀或骨水泥呈较稀薄的糊糊状时，抽入耐压注射器。

8. 注射骨水泥在透视监测下，将骨水泥缓慢加压注入椎体骨髓腔内。

9. 骨水泥定型骨水泥注射结束应 10 min 左右完全凝固硬化。

10. PKP 椎体穿刺后，引入扩张球囊进行扩张，再行骨水泥填充。

九、术后处理

1. 卧床休息。

2. 影像复查。

3. 疗效评价骨水泥注射量一般在 2 ~ 10 mL，疼痛缓解，后突畸形的纠正，解除和缓解对神经的压迫，部分肿瘤的治愈。

十、并发症及处理

1. 骨水泥泄漏少量泄漏无须处理，压迫神经血管引起症状者需要减压。

2. 肺栓塞危险并发症，预防为主，改善通气和给氧。

3. 神经根热损伤，神经营养治疗和康复。

4. 感染少见。

5. 局部疼痛加重，继续保守治疗和对症处理。

第三节　股骨头缺血性坏死

一、病因与病理

股骨头缺血性坏死（ANFH）是临床常见疾病之一，发病机制可能与以下因素有关。

1. 外伤直接破坏或间接压迫股骨头上支持带动脉。

2. 大剂量的激素。

3. 大量酗酒。

4. 股骨头上方不均衡的受力、减压病等。

5. 镰形细胞性贫血等血液系统疾病。

6. 微血管水平的血液瘀滞、细小动脉痉挛以致闭塞。

7. 病理学变化主要是循环障碍、骨小梁断裂、骨细胞核消失、骨陷窝空虚。

8. 典型病理变化分为滑膜炎期、缺血坏死期、再生修复期和残余后遗期。

二、临床表现

1. 多数起病隐匿，缓慢加重，好发于 30 ~ 50 岁。
2. 往往以髋关节外展困难伴局部疼痛开始或为主。
3. 疼痛为持续性，活动后加剧，以髋关节及腹股沟区域较明显。
4. 跛行和下肢肌肉萎缩。
5. 在服用激素或水杨酸制剂后可以减轻，但停药后病情继续加重并逐渐进展。

三、影像学表现

1. 股骨头颈部内压测定

股骨头颈部内压测定少用，骨髓腔压力超过 30 mmHg 或冲击注射时压力增加超过 5 min 为阳性。

2. 骨髓腔造影

骨髓腔造影仅在介入减压时使用，多支静脉显影不良或不显影、向骨干方向反流、滋养静脉粗大扭曲、造影剂局部滞留超过 5 min。

3. 骨闪烁摄影

骨闪烁摄影早期显示为冷区，坏死修复后可见的浓聚带或表现为大片放射性浓聚。

4. MR 扫描

T_1WI 呈低信号，T_2WI 呈高信号，较重时 T_2WI 可见伴随条状高信号的低信号影（双线征股骨头塌陷后显示形态改变及 T_1WI 呈低信号，T_2WI 呈低信号或高信号）。

5. CT 扫描

早期显示髋关节滑膜增厚、关节腔内积液；稍晚显示股骨头密度均匀一致性相对增高，其内可见条状硬化骨质。晚期可见骨质密度减低区域、骨折线、碎骨片、骨硬化和股骨头形态改变。

6. DSA

供血动脉痉挛、变细、分支减少或突然中断、股骨头的动脉分支分布不均匀、小动脉分支的远端不规则增粗或缺少，出现明显的侧支循环血管，实质期股骨头浓淡不一或出现囊状空虚区域，其周边可见环状染色带，股骨头颈部静脉逆向引流并长时间滞留。

7. 正常股骨头血液供应

（1）旋股内侧动脉：股骨头最主要的供血动脉，大多起源于股深动脉，主要供应股骨头上外 2/3 区域。

（2）旋股外侧动脉：绝大多数起源于股深动脉，主要供应股骨头干骺端外侧及周围肌肉。

（3）圆韧带内动脉：起源于髋臼动脉，主要供应股骨头的内侧部分。

（4）臀上动脉：臀上动脉来源于股动脉，一般供应股骨大粗隆的上面和外侧。

（5）滋养动脉：来源于股深动脉的穿动脉，一般仅占股骨头颈部血液供应的 1/4 左右。

四、介入治疗基本机制

1. 治疗原则是避免负重、扩张血管、活血化瘀。
2. 介入治疗主要是通过股骨头供血动脉灌注扩张血管、溶解血栓、改善渗透性、止痛及活血化瘀的药物，常用灌注药物有罂粟碱、尿激酶、复方丹参、低分子右旋糖酐。

五、介入治疗适应证

1. 各种原因引起的股骨头缺血性坏死。
2. 早、中期股骨头坏死，临床症状较重，一般保守治疗效果欠佳者。
3. 临床症状不严重的早期患者。
4. 股骨头坏死后塌陷不明显或尚无明显骨性关节炎者。

六、介入治疗禁忌证

1. 严重的心、肝、肾功能障碍。
2. 严重的凝血功能障碍。
3. 近期发生过脑血管或消化道活动性大出血。
4. 关节骨性强直。
5. 碘造影剂或治疗药物过敏。

七、介入治疗程序

1. 采用 Seldinger 技术经病变对侧股动脉穿刺。
2. 在导丝引导下，分别进入患侧股动脉近端和髂内动脉进行造影。
3. 将导管选择性插入优势的动脉分支行超选择性造影，进一步观察血液循环变化。
4. 灌注治疗常用方案是罂粟碱 30 mg、尿激酶 25 万 ~ 50 万 U、复方丹参 30 ~ 60 mL、低分子右旋糖酐 200 ~ 300 mL，灌注时间为 30 ~ 60 min。
5. 造影复查。
6. 必要时分别插入其他的血管分支进行灌注治疗。
7. 双侧股骨头坏死，可使用柔顺性较大的微导管成袢技术将导管插入同侧股动脉分支进行灌注治疗。
8. 局部压迫时间应较长。
9. 经皮穿刺髓腔内减压股骨颈穿刺后抽吸股骨颈部分骨髓组织减轻骨髓腔压力。
10. 经皮穿刺髓腔内药物注射使用活血化瘀药物直接注入骨髓腔内发挥效用。
11. 经导管灌注结合局部外敷或关节内注射。
12. 导管留置持续性灌注用较小剂量的药物持续灌注 5 ~ 7 d，可以加强药物疗效。

八、术后处理

1. 严格卧床休息。
2. 术后继续静脉使用药物 5 ~ 7 d。
3. 一旦发生消化道出血，应立即停用扩张血管药物等。

九、并发症及处理

1. 主要并发症是穿刺点和内脏器官的出血，偶尔可出现部分药物的过敏反应。
2. 应严密监测，一旦出血立即停止治疗并对症处理。

第十一章

外周血管疾病的介入治疗

第一节　主动脉夹层

主动脉夹层是指由于主动脉内膜局部撕裂，受到强有力的血液冲击，内膜逐渐剥离、扩展，在动脉内形成真、假两腔，从而导致一系列症状的严重疾病，临床治疗困难，死亡率高。介入治疗是主动脉夹层最有效的治疗方法之一，覆膜内支架腔内隔断治疗主动脉夹层的技术成功率为93%~100%。

一、概述

正常主动脉由内膜、中膜和外膜三层结构组成，各层结构紧密贴合，共同承载血流的通过。而动脉夹层是指由于内膜局部结构薄弱或破损，在主动脉血流的强力冲击下，内膜逐渐剥离、扩展，在动脉壁内形成假腔，血流继续灌注使假腔扩大、压迫血管真腔而导致的一系列临床症状。

主动脉夹层与各种主动脉结构异常的疾病密切相关，最常见的原因是高血压，其他常见的因素包括马方综合征、先天性心血管畸形、特发性主动脉中膜退行性变化、主动脉粥样硬化、主动脉炎性疾病等，妊娠是另外一个高发因素，与妊娠时血流动力学改变相关。

主动脉夹层的男女发病率之比为（2~5）：1，常见的发病年龄为45~70岁。

主动脉夹层根据内膜裂口的位置和夹层累及的范围分类，1965年提出DeBakey分类法，1970年Daily提出主要依据近端内膜裂口位置的Stanford分类法，Stanford A型相当于DeBakey Ⅰ型和Ⅱ型，Stanford B型相当于DeBakey Ⅲ型（图11-1）。

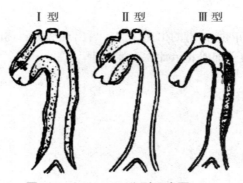

图 11-1　DeBakey 分型示意图

Ⅰ型：主动脉夹层累及范围自升主动脉到降主动脉，甚至到腹主动脉。Ⅱ型：主动脉夹层累及范围仅限于升主动脉。Ⅲ型：主动脉夹层累及降主动脉，如向下未累及腹主动脉者为Ⅲ A型；向下累及腹主动脉者为Ⅲ B型。

二、临床表现

1. 典型表现为突发、剧烈、胸背部、撕裂样疼痛。
2. 严重的可以出现心力衰竭、晕厥甚至突然死亡。
3. 多数患者同时伴有难以控制的高血压。
4. 主动脉分支动脉闭塞可导致相应的脑、肢体、腹腔脏器缺血症状，如脑梗死、少尿、腹部疼痛、双腿苍白、无力、花斑，甚至截瘫等。
5. 其他：周围动脉搏动消失、压迫和穿透相邻结构造成声带麻痹、咯血和呕血、上腔静脉综合征、呼吸困难、Horner 综合征、与肺动脉压迫类似的肺栓塞、肠麻痹乃至坏死和肾梗死、胸腔积液等。

三、影像学表现

影像学检查方法包括超声（经胸超声和经食管超声）检查、螺旋 CT 增强扫描、MRI 及数字减影血管造影，CT 增强扫描并 3D 成像为术前首选诊断方法。检查范围应包括主动脉全貌及重要血管分支开口，要对主动脉瘤的病理类型、病变部位和累及的范围有全面的了解。准确测量动脉瘤近端正常主动脉最大口径、夹层内破口与左锁骨下动脉开口距离及夹层破口大小。

1. X 线平片：主要表现为纵隔包块、主动脉增宽与外形改变、主动脉结消失伴气管移位、主动脉弓出现局部隆起、升主动脉与降主动脉粗细差异明显和主动脉钙化斑块内移。

2. 超声心动图：彩色多普勒超声检查可以清楚地区分液性暗区和管壁的强回声，显示剥脱内膜的回声及由撕裂内膜分隔形成的双腔样结构。实时动态观察，可见剥脱内膜在腔内漂浮运动及真、假血管腔内血，以及手术后内膜破裂口及假腔是否闭合等。

3. CT：螺旋 CT 增强扫描能够显示胸、腹主动脉及其主要分支的全貌和主动脉某段异常扩张、内膜剥离形成的真假两腔。增强时真腔 CT 值显著高于假腔，钙化内膜与主动脉外壁分离也有助于主动脉夹层瘤的诊断。

4. MRI：主动脉双腔、内膜片及内膜撕裂口是诊断主动脉夹层的主要依据。真腔内为正常血流，速度较快，呈流空低信号，假腔血流速度缓慢，为中等及较高信号。内膜片为真假腔之间线样或弧形等信号结构，还可显示内膜撕裂口及喷射征，部分病例真腔血流通过内膜撕裂口快速流入假腔，在局部假腔内产生无信号区域，与假腔的中、高信号形成鲜明对比，较为特异。

5. 主动脉 DSA：主动脉 DSA 一般是主动脉瘤最可靠的诊断方法，其敏感性近 80％，特异性可达 95％左右。主动脉夹层造影时的表现如下。

（1）可显示双腔或双管道，即可见到在主动脉管腔内有一透明的线形带，把血管腔分为两部分，也可能见到两个管道显示的浓度与流速不同（图 11-2）。

（2）有时只显示主动脉真腔，而真腔外尚可见到增宽的主动脉影像。此时的主动脉壁由于剥离血肿压迫而呈扁平状。

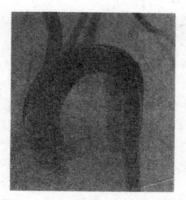

图 11-2　主动脉夹层"双腔征"

（3）可显示内膜撕裂的位置和大小。

（4）若造影时出现盲端、升主动脉显影但看不到 Valsalva 窦、主动脉管腔内缘扁平和盲端造影剂消失延迟等，都提示导管进入假腔，需立即改变导管位置。

20% ~ 50% 的患者可观察到内膜撕裂的第二个裂口，发现主动脉下段裂口说明夹层血流可重新进入主动脉腔，可减轻假腔压力，有利于远端分支正常供血。

三、临床治疗选择

主动脉承受巨大的血流压力，内膜层撕裂后假腔将急剧扩展，如果治疗不及时或不恰当，破裂机会非常大，死亡率也非常高。1 周内的死亡率高达 50%，1 个月内的死亡率在 60% ~ 70%。即使患者得以存活，因假腔的扩大和压力的增加，真腔血管的血流量降低，也会导致主动脉所供血区域的脏器缺血。治疗手段主要包括保守治疗、介入治疗和外科手术治疗，应根据患者的具体情况选择不同的治疗方案。

1. 一般性保守治疗：所有主动脉夹层必须控制血压，缓解疼痛。常用硝普钠降压、吗啡镇痛。

2. 危急的患者需要急诊气管插管、呼吸机辅助呼吸。

3. Stanford B 型主动脉夹层，以微创腔内治疗为主。

4. 传统的主动脉夹层微创腔内修复术在技术上要求主动脉上至少有 1.5 cm 的锚定区，复杂的杂交手术或烟囱、开窗、模块分支支架技术可用于治疗主裂口距左锁骨下动脉开口 1.5 cm 以内的 Stanford B 型主动脉夹层。

5. Stanford A 型：往往需要外科手术，急性期行升主动脉置换术仍是当前的主要治疗方法。亦可采取在升主动脉放置覆膜支架来隔绝近端夹层裂口。

四、介入治疗适应证

1. Stanford B 型主动脉夹层，内膜破口在左侧锁骨下动脉开口远侧 20 mm 以上。

2. 主动脉夹层的迅速增大（6 个月增大 5 mm 以上），直径快速增大、范围迅速增加。

3. 内膜裂口持续开放，扩张性假腔伴胸腔出血、疼痛无法控制。

4. 主动脉最大直径大于 5 cm。

5. 因假腔压迫合并内脏、下肢动脉的严重缺血。

6. 腹部主要血管特别是至少一侧肾动脉开口于主动脉真腔。

7. 不能强调腔内技术的微创而忽视其潜在风险。若夹层无明显瘤样扩张、假腔已有血栓形成或假腔流出道很好时可考虑内科保守治疗。

五、介入治疗禁忌证

1. 因髂动脉严重迂曲或闭塞，且不能纠正而无介入操作入路者。

2. 碘对比剂禁忌不能行血管造影者。

3. 有凝血功能障碍及严重的心、肝、肾疾病。

4. 主动脉内膜破裂口位于左侧锁骨下动脉开口近端的升主动脉，单纯覆膜支架不能避免遮盖颈总动脉开口者。

六、腔内覆膜支架

主动脉覆膜支架尺寸较大，既需要良好的支撑性，又要有较好的集合顺应性，一般应满足以下基本要求。

1. 良好的支撑力：支架置入后会依靠自身弹性自动扩张，完全贴附于主动脉内腔。

2. 具备较好的柔顺性，主动脉夹层支架置入后位于主动脉弓至主动脉上段，整体呈弯曲的状态，对覆膜支架的纵向柔顺性要求较高。

3. 渐细的设计：主动脉从近端至远端有一个渐细的过程。覆膜支架释放完后支架头端位于较粗大的主动脉弓部，尾端则位于相对较细的降动脉腔内。不适当的渐细设计或选择不当会造成术中覆膜支架尾端因无法完全张开而管腔狭窄；或覆膜支架的尾端扩张造成降主动脉真腔的过度扩张，形成局部剪切或新的破口

4. 良好的几何可塑性：可以将粗大的支架和覆膜压缩于较细小的支架输送期内，减少股动脉穿刺和切开的损伤程度。

5. 可以控制的释放结构：在支架近端设计牵引固定结构，在支架释放时稳定支架，防止覆膜支架后端未完全释放前被高压血流冲击向下运动，造成支架移位。

七、腔内支架隔绝术治疗技术

1. 术前常规准备。

2. 术前特殊准备：严格控制血压，绝对卧床休息，多排螺旋 CT 血管成像范围涵盖胸骨上窝 – 耻骨联合下缘，了解夹层的位置、形态、范围、股动脉情况。

3. 患者取仰卧位，于全麻或腰部硬膜外麻醉下行覆膜支架植入术。

4. 穿刺左侧桡动脉并置入 5 F 或 6 F 桡动脉鞘。以超滑导丝引导 5 F 头端带有刻度标记的猪尾巴导管（金标猪尾巴导管）自桡动脉鞘经左锁骨下动脉送至升主动脉，完成主动脉造影和测量。

5. 综合盆腔及双下肢 CTA 检查结果，选择未受夹层累及一侧的髂股动脉进行皮肤切开和血管游离，直视下穿刺游离的股动脉并置入 6 F 动脉鞘。

6. 全身肝素化。

7. 从鞘管送入 0.038 英寸超硬交换导丝，并将其头端置入升主动脉内，将猪尾巴导管在导丝引导下移至升主动脉造影。

8. 左前斜 45° ~ 60°，造影视野中应包括升主动脉、主动脉弓、降主动脉、右无名动脉、左颈总动脉及左锁骨下动脉近端，造影剂流速为 20 ~ 25 mL/s，总量约 50 mL，采用 DSA 或电影采集。

9. 明确超硬导丝位于主动脉真腔内后，以金标猪尾巴导管不透 X 线的刻度为标准，测量破口与左锁骨下动脉开口的距离、主动脉弓部直径和长度，结合 CTA 测量结果选定支架型号（支架应大于锚定区主动脉弓部内径 10% ~ 15%）。

10. 穿刺点股动脉切开，将覆膜支架传输系统沿超硬导丝送入真腔，并在透视下将其送到降主动脉近端。

11. 沿超硬加强导丝将支架输送器送至夹层破裂口近心端，定位内支架覆膜部分在夹层破裂口近心端 15 mm 以上。

12. 麻醉师用硝普钠或其他降压药控制患者血压（收缩压控制在 70 ~ 90 mmHg）。

13. 将覆膜支架送到主动脉弓降部，根据胸主动脉造影和金标猪尾巴导管与超硬导丝的交叉点确认支架释放的位置，支架覆膜近端标记释放时应在左锁骨下动脉开口以远的锚定区内，以保证覆膜支架不覆盖或仅部分覆盖左锁骨下动脉开口，绝对不能覆盖左颈总动脉开口（图 11–3）。

14. 支架释放过程中，应随时观察支架覆膜起始部与金标猪尾巴导管和超硬导丝的交叉点的相互位置关系，随时调整支架位置（图 11–4）。

15. 透视监测下右手固定传输系统的支撑器导管尾端，左手撤传输系统的鞘管，当释放支架第一节后，确认支架释放的位置准确无误后快速后撤传输系统的鞘管以释放整个支架。

16. 支架释放完后行胸主动脉造影，观察支架位置、支架覆膜部分与左锁骨下动脉的关系、内膜破口封堵情况和明确是否存在内瘘等并发症（图 11–5）。

17. 若支架扩张不良、有明显内瘘，需引入球囊导管扩张，使支架与主动脉内壁贴合良好。

18. 确定准确无误后即可拔除猪尾巴导管、桡动脉鞘管和覆膜支架传输系统，并进行股动脉及皮肤缝合，结束手术。

19. 术后将患者送 ICU 病房 24 h 一级护理，观察指标包括患者一般情况、呼吸、心率、血压和尿量等。

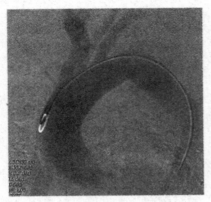

图 11-3　覆膜支架植入前造影定位

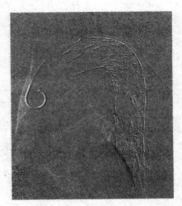

图 11-4　覆膜支架释放后扩张良好

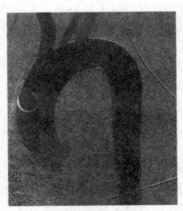

图 11-5　覆膜支架释放后复查夹层开口封闭

八、注意事项

1. 主动脉夹层缺乏第二瘘口：主动脉夹层若破口较大而在主动脉远端缺乏第二瘘口，则大量的主动脉血液在高压下持续灌注进入夹层，将不断加重撕裂范围，同时造成真腔压迫加重，若症状不断加重，则需要主动脉内膜穿刺减压，即从股动脉穿刺后，利用房间隔穿刺针在主动脉远端适当部位穿刺主动脉内膜，使其形成主动脉夹层的第二瘘口，释放假腔的血液、减轻假腔的压力和破裂的风险。

2. 夹层破裂距左锁骨下动脉小于 1.5 cm 或位于升主动脉，患者症状相对稳定者，可在覆膜支架封闭术时附加左锁骨下动脉转移手术、颈动脉搭桥术、主动脉支架开窗后颈总动脉内支架置入术。

3. 术前认真核对 CTA 或 MRA 检查结果，周密制订手术计划（包括支架型号、股动脉入径及术中和术后可能出现的问题）。

4. 复杂的夹层由于假腔持续扩大导致腹主动脉真腔受压闭塞或双侧髂动脉受累或远端第二瘘口较大，常使超硬导丝经股动脉途径进入真腔和主动脉升弓部失败。可采用左桡动脉途径交换导丝逆向送到降主动脉真腔和髂股动脉，经交换导丝将猪尾巴导管送到升主动脉。

5. 支架的覆膜部分绝对不能覆盖或影响左颈总动脉开口。

九、术后处理

1. 静卧休息：术后在全身肝素化期间严格卧床休息，严密观察患者的血压、脉搏、呼吸、体温等生命体征。

2. 药物处理：手术后继续控制血压，预防感染。

3. 随访复查：术后 1 周、3 个月、6 个月和 12 个月内定期复查，如疑有并发症应及时行 CTA 检查。

4. 保持大便通畅，尽量避免一切使血压升高的因素。

5. 夹层内血栓机化的患者可恢复正常生活。

十、并发症与处理

1. 对比剂内瘘

（1）Ⅰ型内瘘，为血液经支架近心端与主动脉间的缝隙流入假腔，主要是因为过大的主动脉弓降部迂曲和扩张、锚定区不适当及支架直径选择不当造成近端内膜破口封堵不严。在支架放置后支架近端的高速血流将会使假腔变为只进不出的高压腔，大大增加了假腔或动脉瘤形成及破裂的概率，必须及时处理。第一种治疗方法是采用高压球囊扩张支架近端使支架贴紧主动脉壁封闭内瘘；如球囊扩张效果不佳，可在内瘘近端再加一个较短的覆膜支架以完全封闭内瘘口。

（2）Ⅱ型内瘘，是指多破口夹层，在近端夹层封闭后血流经夹层远端破口逆向灌注假腔或假腔与分支动脉相通，假腔不缩小或压力不降低。如瘘口或漏入量不大无须即刻处理。术后应随访观察，如假腔完全性或部分性血栓化，则不需要进一步治疗；但对于大量逆流造成假腔不变或增大者，则应再置入支架以封堵远端破口，应特别注意覆盖范围不能过大以避免脊髓动脉造成的脊髓缺血性损伤。

（3）Ⅲ型内瘘，是指支架覆膜撕裂或放置多个支架时支架之间对合不佳，真腔与假腔之间血流交通。一般无须即刻处理，随访观察。

（4）Ⅳ型内瘘，与覆膜材料的渗透特性有关，无须处理。

2. 血管分支覆盖：较长的主动脉支架置入腹主动脉下段时可能覆盖肾动脉、肠系膜上动脉、肾副动脉、腰动脉和肋间动脉脊髓支等，会立即发生严重后果，需要手术开通。

3. 脊髓损伤：脊髓前动脉是胸腰段脊髓的主要供血动脉，根大动脉为脊髓前动脉的主要滋养动脉，75%起自第 6～12 肋间动脉，约 15%起自上三个腰动脉之一。覆膜支架治疗主动脉夹层时需对截瘫的发生保持警惕，应尽量避免将支架放置于第 8 胸椎至第 2 腰椎水平。在不得不覆盖远端降主动脉时，先用 DSA 详细了解脊髓前动脉或根大动脉分布和供血情况，或在支架放置后即刻释放脑脊液，降低蛛网膜下腔压力，使其保持在 10～15 mmHg 之间，以防止截瘫的发生。

4. 股动脉切开处血肿：常规包扎无效者应行外科手术治疗。

5. 置入后综合征：发生率为 30%～100%，表现为支架置入术后出现一过性体温升高，达 38℃，C 反应蛋白和白细胞升高，而无任何菌血症及支架感染征象。

十一、疗效评价

覆膜支架主动脉隔绝术成功率接近 100%，破裂口完全封闭率为 80%，假腔闭塞率为 30%。若没有主动脉夹层的相关合并症，则患者术后病情稳定，相关症状逐渐消除。但多数主动脉夹层患者血压控制不良，主动脉基本病变严重，夹层影响到主要分支血管，长期疗效不明确。合并搭桥术或转移术的复杂夹层和非 Stanford A 型夹层介入效果欠佳。

第二节　主动脉瘤

一、概述

主动脉瘤是指各种原因引起主动脉壁的局部薄弱、扩张和膨出的瘤。常见病因为动脉粥样硬化、血管中层囊性坏死、梅毒、细菌感染、风湿性主动脉炎、创伤等。常见致病危险因素包括吸烟、高血压、高龄、男性等。

主动脉瘤根据扩张血管的形态可分为梭形、囊状和主动脉夹层，根据发生部位可分为升主动脉瘤（包括 Valsalva 窦瘤）、主动脉弓动脉瘤、降主动脉瘤和腹主动脉瘤，以腹主动脉瘤最常见。

主动脉瘤由于瘤壁薄弱和主动脉高压血流冲击，瘤体会逐渐增大，在瘤壁极度扩张和外伤或血压突然升高的作用下极易破裂出血，动脉瘤体压迫或壁的扩张会影响局部动脉分支的血液供应，造成局部器官缺血。动脉瘤破裂后死亡率极高，因此，发现主动脉瘤应及时治疗，避免动脉瘤继续扩张和突然破裂，覆膜内支架腔内隔绝术是目前治疗主动脉瘤最常用的方法之一。

二、临床表现

多数患者无症状，常因其他原因而在查体时偶然发现。少数患者有压迫症状，以上腹部饱胀不适为常见。典型的腹主动脉瘤是一个向侧面和前后搏动的膨胀性肿块。

1. 疼痛：动脉瘤逐渐增大时发生疼痛，多为破裂前常见症状。性质为深部钻孔样，部位与动脉瘤发生部位有关。胸主动脉瘤多在上胸部、背部肩胛下，向左肩、颈部、上肢放射；腹主动脉瘤多位于脐周及中上腹部、下背部。疼痛的强度增加可能预示着即将破裂。

2. 破裂：急性破裂的患者表现为突发腰背部剧烈疼痛和休克，破入后腹膜后出血局限形成血肿，腹痛及失血休克可持续数小时或数天，但血肿往往有再次破裂入腹膜腔致死的可能；瘤体破入下腔静脉可产生主动脉静脉瘘和心力衰竭，严重破裂常引起突然死亡。

3. 压迫症状：扩张瘤体压迫邻近的上腔静脉、肺动脉、气管、支气管、肺和左喉返神经、食管后可引起上腔静脉综合征、呼吸困难、咳嗽、喘鸣，降主动脉瘤可侵袭椎体，压迫脊髓引起截瘫。

4. 异常搏动与包块：主动脉弓动脉瘤可在胸骨上窝触及异常搏动，胸主动脉可在腹部正中偏左触及搏动明显韧性包块。

5. 杂音：在瘤体部可闻及收缩期杂音。弓部瘤影响主动脉根部时引起主动脉瓣关闭不全后可闻及舒张期杂音。

三、影像学表现

1. 腹部 X 线检查：肠道压迫移位，动脉壁钙化阴影呈卵形扩张。

2. 彩色多普勒超声检查：对腹主动脉瘤的准确性高，为目前优选的诊断方法。可发现腹主动脉的管腔增粗，清晰地显示其外形及附壁血栓等。

3. CTA：腹主动脉瘤最常用的检查手段，可以清晰地显示腹主动脉瘤的全貌及其与周围组织结构如肾动脉、腹膜后及脊柱的关系，以及并发的腹膜后血肿。

4. MRA 和血管造影：可以作为腹主动脉瘤的诊断手段，但用得相对少，DSA 主要作为腹主动脉瘤腔内修复术中的评估手段。

5. 根据病史及腹部脐周或中上腹扪及膨胀性搏动的肿块，听到腹部血管杂音及震颤等，即可怀疑腹主动脉瘤。进一步做影像学检查即可确立诊断，CTA 可作为腹主动脉瘤初次明确诊断的手段。

四、临床治疗选择

1. 保守治疗：主要是用药物治疗控制高血压、心率、血脂；治疗伴随疾病如糖尿病、高脂血症、冠心病及心功能不全等，可在一定程度上控制动脉瘤直径的增加。控制剧烈活动等可能导致血压突然升高的因素，避免创伤刺激或直接挤压动脉瘤。

2. 无症状且瘤体直径较小的主动脉瘤，可以保守治疗和定期复查。

3. 主动脉瘤出现腹痛、腰背痛等症状，表明瘤体扩大、瘤壁结构不稳定或瘤体压迫相邻结构，具有包括介入治疗在内的手术干预的指征。

4. 无症状的动脉瘤直径增大至一定程度或增长速率较快，则破裂的风险增加，如腹主动脉瘤直径大于 5 cm、半年内直径增长大于 10 mm，应采取较为积极的手术干预。

5. 发生破裂的主动脉瘤，应尽快行外科治疗。外科经典治疗方法是开腹（胸）行动脉瘤切除、人工血管置换术，较小或不能切除者可采取瘤体外人工附着物加强固定，或经动脉切口在主动脉内植入覆膜支架，隔绝瘤腔并原位重建血流通路。

6. 多数需要手术治疗的主动脉瘤均可采取腹主动脉瘤腔内修复术（EVAR），其特点是创伤小，避免了传统手术所带来的巨大创伤和痛苦，降低了患者心、肺等重要脏器并发症的发生率和死亡率。特别适合于有严重合并症、预期不能耐受传统开腹手术或手术后可能出现严重并发症的高危病例。

五、介入治疗适应证

1. 除结缔组织病弥漫性扩张的主动脉瘤外，由其他原因引起的降主动脉瘤。
2. 扩张瘤腔近端距离肾动脉开口下方 10 mm 以上。
3. 瘤腔范围内无明显重要脏器供氧血管。
4. 瘤腔两端正常段主动脉无明显扭曲、扩张和广泛性钙化。
5. 外伤性主动脉瘤或假性动脉瘤。
6. 外科术后吻合口动脉瘤。

六、介入治疗禁忌证

1. 主动脉瘤破裂，临床症状不稳定者。
2. 直径在 5 cm 以上的腹主动脉瘤，近期进行性扩大的腹主动脉瘤。
3. 主动脉瘤累及头臂大血管，内支架置放将阻断其血流者。
4. 副肾动脉开口于腹主动脉瘤腔的主动脉段，内支架置放将阻断其血流者。
5. 肠系膜上、下动脉间无丰富吻合支，内支架置放将引起结肠缺血、坏死者。
6. 双侧髂动脉或股动脉狭窄、扭曲严重，推送装置无法通过者。
7. 碘过敏者、凝血功能障碍者、全身感染或双侧腹股沟感染者。

七、介入术前准备

1. 患者准备：常规检查肝肾功能、血尿常规、出凝血时间、心电图，术前 1 周内 CTA 或 MRA 检查，以显示病变细节和相邻动脉分支、髂股动脉情况，测量正常主动脉直径、瘤体长度和直径、腹主动脉和胸主动脉弯曲度、血管通畅度、有无血栓等，以决定手术方法。
2. 器械与药品准备：以术前螺旋 CTA 检查测量结果作为选择支架的标准，带膜血管内支架直径应大于动脉瘤近端正常主动脉直径的 20%，但应以术中支架释放前升主动脉造影测量数据为准。

八、介入治疗技术

1. 手术由介入科医生和血管外科医生共同完成，同时做好外科手术准备。
2. 介入治疗操作在全麻状态下进行。
3. 行一侧腹股沟切开、分离股动脉，运用 Seldinger 技术置入导丝引导猪尾巴导管至主动脉适当水平行主动脉造影，明确动脉瘤的部位、性质。
4. 在造影后处理图像上测量主动脉直径，瘤体位置、直径与长度，瘤体近端与重要动脉分支的距离；观察双侧髂动脉及股动脉形态。
5. 股髂动脉极度迂曲或复杂动脉瘤可穿刺桡动脉，将造影导管置于升主动脉或动脉瘤上方主动脉造影检查。
6. 经导管注入肝素行全身肝素化。
7. 经股动脉送入超硬导丝交换导丝越过动脉瘤到达近端主动脉腔，沿导丝送入内支架输送器。
8. 麻醉医师药物控制血压在 70 ~ 90 mmHg。
9. 根据支架输送器前端标记仔细定位（图 11-6），内支架覆膜部分需在动脉瘤近心端 15 mm 以上。按说明书快速释放支架。
10. 观察支架扩张和位置情况，必要时可用直径为 30 mm 的球囊扩张支架的两端，使支架固定更加牢固。
11. 造影观察支架与瘤体远近端主动脉腔的贴合情况，是否有造影剂漏出（图 11-7）。

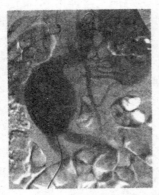 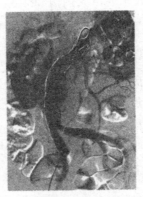

图 11-6　腹主动脉下段动脉瘤术前定位　　　　　图 11-7　腹主动脉瘤覆膜支架释放术后

12. 延伸至髂动脉的复杂动脉瘤按上述方法置入腹主动脉下段至一侧髂动脉的内支架，再经对侧股动脉穿刺，置入超硬导丝并使其穿过支架主体短臂开口进入主动脉支架腔内，再将支架短肢递送系统送入主体支架的适当水平释放并与主体残端结合。亦有整体设计的分支状支架，在主体支架释放前经对侧股动脉穿刺，使用特殊引线将短肢支架预先牵入对侧髂动脉后与主体支架同时释放。

13. 主动脉造影复查。

14. 结束手术，局部缝合止血。

九、并发症与处理

1. 支架与动脉瘤之间造影剂漏出：较常见，术后 1 周内出现为早发漏，术后 1 周之后出现为晚发漏。漏发生的原因有支架直径过小或扩张不良，动脉极度迂曲使支架变形，分叉形支架短肢体与主体之间结合不牢，支架被膜破裂。

2. 少许漏出会随着压力降低、灌注减少而逐渐血栓化而停止，较大漏出仍有动脉瘤破裂或术后瘤体直径增大的可能，在条件许可时可行栓塞治疗或增加置入较短的覆膜支架覆盖瘘口。

3. 支架移位：多由操作时定位困难、主动脉严重迂曲、瘤腔异常宽大所致。应根据具体情况考虑是否需要置入新的支架进行覆盖和支撑。

4. 血管分支覆盖：支架覆盖了肾动脉、肠系膜上动脉、肾副动脉、头臂血管、腰动脉和肋间动脉脊髓支等，会立即发生严重后果，需要手术开通。

十、疗效评价

主动脉瘤腔内修复的成功标准是动脉瘤被完全隔绝，支架移植物周围无漏出等。多中心研究表明，与传统外科手术相比，在治疗成功率、围术期死亡率和远期疗效等方面无统计学差异。

第三节　大动脉分支狭窄或闭塞

大动脉分支狭窄或闭塞，指主动脉的主要分支血管发生狭窄或闭塞性病变，包括锁骨下动脉、腹腔干动脉、肠系膜上动脉、肾动脉及髂总动脉等的血管狭窄或闭塞。由于病变发生部位不同，狭窄程度不同，临床上可出现相应的体征或临床表现。

一、病因及发病机制

1. 动脉粥样硬化：主要见于中老年人，多存在高血压、糖尿病、高脂血症及吸烟等动脉粥样硬化危险因素，是一种全身性血管损害。

2. 特异性或非特异性动脉炎：动脉炎是指主动脉及其主要分支和肺动脉的慢性非特异性炎性疾病。

其中以头臂血管、肾动脉、胸腹主动脉及肠系膜上动脉为好发部位，常呈多发性，因病变部位不同而临床表现各异。可引起不同部位动脉狭窄、闭塞，少数可导致动脉瘤。多发于年轻女性。

3. 先天性：胎儿期大动脉分支动脉发育不良所致，如动脉肌纤维结构发育不良。

4. 医源性：部分由于血管狭窄或其他原因行外科剥离手术后的再狭窄。

5. 外伤：外伤可以导致动脉发生挫伤性血栓形成，引起管腔狭窄或闭塞。

6. 其他：如血液高凝状态导致血栓形成、转移性癌栓等。

二、临床表现

（一）锁骨下动脉狭窄或闭塞

1. 症状：一般男性较女性多见，年龄多在 50 岁以上，最常见的症状有眩晕、肢体轻瘫、感觉异常、双侧视力障碍、共济失调、复视、晕厥。部分患者可有上肢易疲劳、酸痛、发凉和感觉异常等，极少数引起手指发绀或坏死。

2. 体征：患侧桡动脉搏动大多减弱或消失，有的肱动脉或锁骨下动脉搏动也减弱或消失。患侧上肢血压降低，双侧上肢收缩压相差一般在 20 mmHg 以上。锁骨上窝可闻及收缩期杂音。

（二）髂动脉狭窄或闭塞

1. 轻微症状期：发病早期，多数患者无症状或仅有轻微症状，如患肢怕冷，行走易疲劳等。体格检查可扣及下肢动脉搏动，此时让患者行走一段距离再检查，常能发现下肢动脉搏动减弱甚至消失。

2. 间歇性跛行期：随着病变的发展，下肢动脉狭窄的程度及阻塞的范围不断增大，病变动脉只能满足下肢肌肉组织静息状态下的供血。当下肢行走运动时，病变动脉无法满足肌肉组织更多的血液灌注要求，肌肉的酸性代谢产物使小腿产生酸痛的感觉，患者被迫停下休息一段时间后再继续行走。体检发现下肢动脉搏动减弱或消失，听诊可闻及动脉收缩期杂音。

（三）肠系膜上动脉狭窄或闭塞

1. 急性肠系膜上动脉闭塞：突发剧烈腹部绞痛，不能用药物缓解，早期腹软不胀，肠鸣音活跃，症状与体征不符是早期病变特征；继续发展，出现绞窄性小肠梗阻表现及体征，呕吐及腹泻血样物；较早出现休克。

2. 慢性肠系膜血管狭窄或闭塞：进食后出现弥漫性腹部绞痛，可伴有恶心、呕吐，严重程度与进食量有关，症状进行性加重；慢性腹泻，泡沫样大便，吸收不良，体重下降。

三、影像学表现

CTA、MRA 及 DSA 均能清楚显示大动脉分支狭窄或闭塞性病变，CTA 和 MRA 为无创性检查，这些检查可以清晰地判断病变部位、狭窄程度以及闭塞远端血管的情况，CTA 对于钙化病变的诊断优于 DSA 动脉造影，其诊断的特异性达到 99%，在临床上主要应用于病变的筛查，DSA 虽然为有创性检查，但创伤较小，病变显示更加直观，在明确诊断的同时可以进行介入治疗，对可疑的病例及介入术前判断有重要价值（图 11-8、图 11-9），是诊断和治疗血管疾病的重要检查技术。

大动脉分支狭窄或闭塞性病变的主要影像学表现如下。

1. 狭窄或闭塞：动脉主干向心性或偏心性狭窄，狭窄的部位，程度、形态、范围与疾病的病理性质、病程等因素有关，严重者可致闭塞。

2. 狭窄后扩张：可能为动脉本身病变所致，或由于血液在狭窄后段管腔内发生涡流冲击所致。狭窄程度越重，狭窄后扩张发生率越高。

3. 锁骨下动脉盗血综合征：在锁骨下动脉或头臂干的椎动脉起始处的近心端有部分或完全的闭塞性损害，由于虹吸作用，引起患侧椎动脉中的血流逆行，进入患侧锁骨下动脉的远心端，导致椎-基动脉缺血性发作和患侧上肢缺血性的症候。可以有脑缺血或上肢缺血症状，DSA 为诊断的金标准，可见椎动脉起始处近心端锁骨下动脉狭窄或闭塞，患侧椎动脉显影对比度下降，甚至可见造影剂经对侧椎动脉逆流至患侧椎动脉，并达锁骨下动脉的远心端。

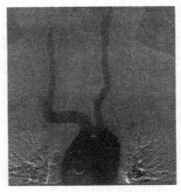

图 11-8 锁骨下动脉闭塞

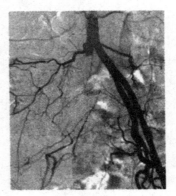

图 11-9 右侧髂外动脉闭塞

4. 侧支循环形成：较重狭窄甚至闭塞时，闭塞血管周围可以出现侧支循环。侧支血管主要来源于闭塞血管周围相邻的动脉。由于侧支血管常扩张迂曲、排列不规则和互相盘缠，其起源有时难以判断。

四、介入治疗适应证

1. 锁骨下动脉盗血综合征（图 11-10）。
2. 肢体缺血表现，严重的跛行，静息痛患者。
3. 肢体远端动脉搏动明显减弱或无脉者。
4. 外科手术前需了解狭窄范围及程度者。
5. 严重的动脉血管狭窄率达到 75% 以上。
6. 腹部绞痛，使用药物难以缓解，怀疑肠系膜动脉狭窄或闭塞者。

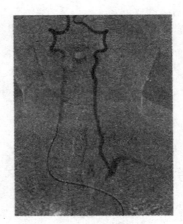

图 11-10 盗血综合征

五、介入治疗禁忌证

包括对造影剂过敏者、严重肝肾功能衰竭和凝血功能障碍者。

六、术前准备

1. 术前完成 CTA 或 MRA 检查，根据检查结果选择采用合适的术式，确定治疗方案。
2. 介入器材的准备：造影导管、导丝、球囊导管、超硬导丝及内支架等器械的准备。
3. 术前给予患者口服阿司匹林 2 d，术前 6 h 禁食，穿刺部位备皮。
4. 术前常规检查肝肾功能及出凝血时间、碘过敏试验。

七、手术操作常规

1. 大动脉分支狭窄或闭塞进行介入治疗时，一般需要先行相应主动脉平面及对应分支动脉造影检查，依据造影表现并结合临床其他资料，尽可能推断出其发病原因及程度、范围。然后依据分析结果决定采用不同的介入治疗方法，或将几种治疗方法联合应用。

2. 穿刺入路途径：单侧髂动脉狭窄病变可以经过对侧股动脉途径穿刺入路。双侧髂动脉狭窄可以经过左侧锁骨下动脉途径穿刺肱动脉入路完成检查。锁骨下动脉狭窄可以经过同侧桡动脉或肱动脉，也可经过股动脉途径穿刺入路。肠系膜上动脉狭窄经过股动脉穿刺入路。

3. 穿刺造影：经导管引入 5 F 猪尾巴导管和泥鳅导丝，两者配合将猪尾巴导管置于目标血管近侧主动脉内，用高压注射器以 15 ~ 20 mL/s 的流速行主动脉造影。

4. 病变测量：测量狭窄血管的长度、直径以及狭窄率。

5. 引入支架：交换长度 100 ~ 120 cm 的造影导管，导管与导丝配合通过狭窄血管，再次交换引入 260 cm 的加强导丝至狭窄血管以远，沿着加强导丝引入导引导管至狭窄区，经导引导管引入内支架推送套装，准确定位。

6. 支架成形：将内支架释放于狭窄血管内，膨胀不满意时用球囊导管进行扩张成形。

7. 肝素化：术中通过导管给予肝素 5 000 U 肝素化。

8. 术后处理：术后 1 h 开始每 6 h 皮下注射肝素 2 500 U，同时给予口服华法林；在用华法林 1 ~ 2 d 后，停用肝素，将凝血酶原时间维持在 20 ~ 25 s。术后抗凝应维持 3 ~ 6 个月。术后每 3 个月随访一次。

八、并发症处理及疗效评价

1. 动脉夹层形成：球囊扩张时内膜撕裂形成动脉夹层，及时进行内支架植入可以避免动脉夹层的进一步发展，或先植入支架后行球囊扩张可以有效预防动脉夹层形成。

2. 斑块脱落导致远端血管闭塞：当球囊扩张时，狭窄处的斑块可能脱落，随血流栓塞远端末梢动脉，一般情况下不会引起严重并发症，严重时可能导致远端肢体缺血坏死。

3. 疗效评价：多中心研究表明，经皮血管球囊扩张成形术结合支架植入术治疗大动脉分支血管狭窄或闭塞，具有较高的成功率和较好的近远期疗效。Becker 分析 2676 例支架植入术患者，技术成功率为 92%。支架 2 年、5 年的开放率分别为 81% 和 72%。支架植入后可以提高远端血管的灌注压，从而达到改善供血、减轻患者症状的目的。

第四节　肾血管性高血压

一、概述

肾血管性高血压（renal vascular hypertension）是一种常见的继发性高血压。各种病因引起的一侧或双侧肾动脉及其分支狭窄进展到一定的程度时，引起肾脏的血流减少，激活肾素 - 血管紧张素系统，导致血压升高。占高血压总数 1% ~ 5%，可发生于任何年龄，以青壮年多见。

本病高血压多数甚为严重，常发生肾衰、心力衰竭、脑血管意外等并发症，但若能早期诊治，可使血压恢复正常。金属支架植入术和狭窄斑块削切术，使狭窄的肾动脉恢复通畅，其疗效令人鼓舞；经皮导管肾动脉扩张成形术（PTA）即使对发生氮质血症者，亦可获得治愈或改善；特殊情况下可考虑做经皮导管肾动脉栓塞术填堵肾内动静脉瘘，肾内型动脉瘤及各种疗法不能控制的由肾动脉狭窄引起的高血压。

二、病因

肾动脉性高血压在儿童多由先天性肾动脉异常所致；青年常为大动脉炎，其次为肾动脉纤维肌增生所引起；大于 50 岁者，肾动脉硬化粥样硬化斑块是最常见的病因。

1. 大动脉炎：我国青年最常见的病因，是一种原因不明的非特异性动脉炎、炎症改变累及动脉全层，以中膜最重。病变主要侵犯主动脉及大动脉分支，造成血管狭窄或闭塞。

2. 肾动脉内膜粥样硬化斑块：多见于 50 岁以上男性，往往累及肾动脉近端的一小段，一般小于 1.0 cm，1/3 患者为双侧肾动脉狭窄。

3. 先天性肾动脉发育异常：包括肾动脉狭小、迷走肾动脉狭窄、扭曲，肾动脉瘤等。

4. 肾动脉纤维肌增生：包括双侧中层纤维增生、中层肌纤维增生（多在中、远段，常呈"串珠状"病灶）、外膜下纤维增生和内膜纤维增生等。

5. 其他：包括获得性肾动脉瘤、夹层肾动脉瘤、结节性动脉周围炎、动脉栓塞、肾动脉或迷走肾动脉血栓形成、血栓性肾动脉炎、梅毒性主动脉炎、肾动脉损伤、肾蒂扭曲、肾下垂或游走肾、进行性系统性硬化症、肾动静脉瘘、腹主动脉狭窄等。

6. 肾动脉受压：腹主动脉瘤、各种肿瘤、Page 肾病、肾囊肿和纤维化等。

三、发病机制

肾血管病变造成高血压的确切机制目前尚未完全清楚。经动物实验及大量临床病例观察表明，肾动脉狭窄造成肾血流量和肾灌注压降低是主要诱因，进而导致血管升压物质（肾素－血管紧张素－醛固酮体系）增多及正常肾脏的减压作用降低或丧失。肾脏缺血或缺氧时，肾小球旁器的球旁细胞分泌大量的肾素。肝脏分泌的 α_2 球蛋白（血管紧张素原）在肾素作用下转变成血管紧张素 I。后者经血液中的转化酶作用，转变成血管紧张素 II。血管紧张素 II 是一种强有力的血管收缩素，直接作用于小动脉，其加压效能为去甲肾上腺素的 15 ～ 25 倍。同时，血管紧张素 II 作用于肾上腺皮质，促进醛固酮分泌增加，增加水钠潴留，使细胞外液容量增加，也使血压升高。

肾动脉性高血压时，早期主要是肾血管病变，随后继发肾单位缺血性变化。

急性变化多发生于叶间动脉，内膜增厚管腔变狭窄、灶性坏死伴大量纤维蛋白沉着。早期肾小球的毛细血管壁增厚，继而肾单位萎缩。慢性血管损害使微动脉发生硬化，特别是入球微动脉硬化更显著。由于供血不足，故肾单位萎缩。最后因管腔狭窄或闭塞引起肾硬化，肾明显缩小。健侧肾脏早期呈代偿性肥大；后期由于长期持续受到高血压的影响而引起坏死性肾小动脉炎和肾硬化、肾萎缩。梗阻侧肾脏近球细胞增多，胞质内颗粒增加，肾小球旁器结构内的肾素前质亦增加。

四、临床表现

恶性高血压为本病典型的临床表现，占 31%。多数为严重高血压，舒张压升高尤为显著，一般大于 17.3 kPa，最高达 26.7 kPa。发病数年后可出现夜尿、氮质血症、一侧或双侧视力在数周内发生严重减退甚至失明。多数患者的眼底有视网膜渗出、出血和／或视盘水肿，具有重要的诊断意义。

动脉杂音对诊断本病有重要意义，50% ～ 84.1% 于上腹正中偏外侧或在肾区可听及 I ～ IV 级收缩期杂音。

大动脉炎常因合并其他部位大动脉狭窄引起复杂的临床症状，大动脉炎易波及左锁骨下动脉，故当左上肢出现无脉症或血压不高时，应首先怀疑大动脉炎。

肾功能往往为一侧受损，或两侧受损时一侧更重。

外周静脉肾素活性测定已广泛应用于肾血管性高血压的诊断及疗效预测，它反映了肾素分泌率，是肾动脉狭窄性高血压的基本特征。多数临床及实验研究认为，肾动脉狭窄高血压 80% 患者外周静脉肾素活性升高；血管紧张素、醛固酮的测定也有助于诊断。

五、影像学表现

影像学检查中静脉尿路造影及肾核素扫描具有一定的作用，超声、CT、MR 不易做出定性诊断，最后确诊还需血管造影，选择性肾动脉造影是目前确诊肾动脉性高血压的最有价值的检查，其 DSA 表现如下。

1. 肾动脉主干及分支狭窄：本症的直接征象，狭窄的部位、程度、形态、范围与疾病的病理性质、病程等因素有关，狭窄可为向心性或偏心性，单发或多发，严重者可致闭塞（图 11-11）。因血流量与血管管径并不呈简单的正比关系，故对于轻度肾动脉狭窄的患者也应引起足够的重视，应进一步确定有无病理生理学意义。

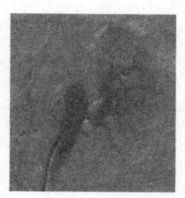

图 11-11　左肾动脉近端重度狭窄

2. 狭窄后扩张：可能为动脉本身病变所致，或由于血液在狭窄后段管腔内发生涡流冲击所致。狭窄程度越重，狭窄后扩张发生率越高。

3. 合并动脉瘤形成或胸、腹主动脉病变。

4. 侧支循环形成：狭窄越重，侧支循环越丰富。侧支血管主要来源于肾包膜动脉、腰动脉、输尿管动脉、肋间动脉、膈下动脉及肠系膜上动脉。由于侧支血管常扩张迂曲、排列不规则和互相盘缠，其起源有时难以判断。

5. 对侧肾动脉改变：对侧肾内动脉分支部分或全部显示较细，为痉挛保护反应所致，血管痉挛阶段是可以手术的指征。若血管扭曲、狭窄、管腔边缘不整，则是肾细小动脉硬化的表现，治疗效果不佳。

6. 肾实质改变：患肾普遍性或局限性萎缩，肾皮质变薄，萎缩肾外形轮廓不整。严重者肾显影延迟甚至不显影。肾皮质变薄的诊断价值大于肾萎缩，肾皮质正常厚度为 5 ~ 8 mm，若小于 3 mm 则为萎缩变薄。

虽然经 DSA 检查发现肾动脉狭窄后即可确诊，但该狭窄是否具有病理生理学意义尚需结合临床、实验室资料进行综合判断。对于年龄较大的患者，尚需从临床角度判断患者高血压的唯一病因或主要原因是否就是肾动脉狭窄。关于肾动脉狭窄的病例性质，应依据全面血管造影及临床资料综合考虑。另外应该注意的是，形成及维持高血压的原因是复杂的，故血压的改变与造影所见并不完全成正比。

六、介入治疗适应证

1. 原因不明的顽固性高血压，临床疑为肾血管性高血压者。
2. 经其他影像学检查疑有或发现肾动脉狭窄、肾动脉瘤及肾动静脉畸形者。
3. 外科手术前需了解狭窄范围及程度者。
4. 常规药物治疗难以控制血压者。
5. 狭窄病变局限，尚未发生微小动脉硬化者。
6. 禁忌证包括碘过敏、严重肝肾功能衰竭和凝血功能障碍者。

七、术前准备

1. 血压控制：治疗高血压危象。
2. 术前给予患者口服阿司匹林两天，术前 6 h 禁食，穿刺部位备皮。

3. 常规检查肝、肾功能及出凝血时间、碘过敏试验。

4. 球囊导管、超硬导丝及支架等特殊器械的准备。

八、介入治疗技术

1. 一般需要先行腹主动脉及双侧肾动脉造影检查，依据造影表现并结合临床其他资料，尽可能推断出其发病原因及程度、范围。然后依据分析结果决定采用不同的介入治疗方法，或将几种治疗方法联合应用。

2. 肾动脉导管扩张成形术（PTA）：术前2 d开始口服双嘧达莫25 ~ 50 mg，每日3 ~ 4次。经股动脉穿刺，选择性肾动脉造影，选择大小适当的气囊导管，通过导引导管插入肾动脉。当导管的气囊段跨于肾动脉狭窄段时，扩张气囊2 ~ 3次，压力为5 ~ 6个大气压，每次约持续5 min（图11-12），然后拨出球囊导管造影复查。手术中通过肾动脉导管给予肝素5 000单位进行肝素化。术后1 h开始每6 h皮下注射肝素2 500单位，使试管法凝血时间延长至正常的一倍，同时给予口服华法林；在用华法林1 ~ 2 d后，停用肝素，将凝血酶原时间维持在20 ~ 25 s。术后抗凝应维持3 ~ 6个月。术后每3个月随访一次，做卡托普利肾图或快速法IVU、PRA等检查，必要时做DSA。

3. 金属网状支架置入术：肾动脉性高血压的病因和病理不同，故对PTA的疗效各异。据Libert统计360例肾动脉粥样硬化做PTA，成功率为67% ~ 100%，痊愈率仅19%，30%无效，再狭窄率高达40% ~ 70%，特别是肾动脉开口处的狭窄，PTA疗效很差，再狭窄率更高。故先做PTA使肾动脉狭窄管腔扩大，再将内支架沿导丝送入镶嵌于肾动脉梗阻段，形成一永久通畅的管腔，可恢复肾脏正常供血状态（图11-13）。肾动脉内支架置入术应注意以下几点：①内支架需覆盖肾动脉狭窄全段；②内支架应将肾动脉狭窄段的内径扩张至6.0 mm以上；③肾动脉开口部位的狭窄，应将内支架近端突入腹主动脉管壁内1 ~ 2 mm，以防粥样硬斑块重新突入内支架管腔开口引起再狭窄；④术后应常规使用阿司匹林抗血小板6个月以上；⑤必要时要针对病因进行治疗，如动脉粥样硬化或活动性大动脉炎，要进行有效的控制。

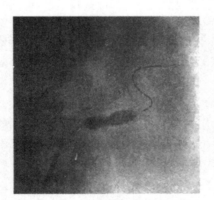
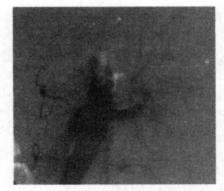

图 11-12　左肾动脉球囊扩张中　　　　图 11-13　左肾动脉支架植入术后局部狭窄解除

4. 经皮导管粥样硬化斑块切削术：PTA无法使粥样硬化斑块引起狭窄的肾动脉开口扩张时，可先用切削术切下粥样硬化斑块，使肾动脉内径扩大，再用PTA扩张肾动脉狭窄段、置入金属网状内支架，建成肾动脉永久性畅通管道。肾动脉切削器材为末端带一侧开口的硬质切割鞘的导管，在鞘的背侧有一充气囊，当充盈膨胀气囊时，可将肾动脉粥样硬化斑块突入切割窗内，鞘的远端有一收集室和环形切刀，当切刀向前移动时，可将切下的粥样硬化斑块移入收集室内，然后把粥样硬化斑块移出体外。如此将狭窄的肾动脉管腔逐渐加以扩大。本法的确可将肾动脉粥样硬化斑块引起的狭窄腔明显扩大成为有效疗法，但6个月后又极易为新的粥样硬化斑块重新堵塞引起再狭窄，因此应用于临床治疗受到极大限制。

5. 经皮导管肾动脉栓塞术：肾内型动脉瘤、肾内动静脉瘘、单侧肾主动脉或肾内动脉分支狭窄等在采用以上几种治疗仍不能控制严重高血压时，可考虑使用经皮导管肾动脉栓塞术。常用的栓塞物为不锈弹簧钢圈，通过导管选择性或超选择性对肾动脉或肾内分支动脉进行栓塞，将栓塞物置入肾动脉管腔狭窄部位，使之形成完全闭塞，阻断供血，达到类似肾切除术的作用和目的。

6. 特殊情况的处理：①肾内动脉分支梗阻：大动脉炎患者常有肾内动脉分支严重梗阻，因此气囊导管难以通过病变部位，此种情况可用同轴扩张法。②肾动脉长段狭窄：用球囊导管分段扩张，可使之治愈。③肾动脉完全闭塞：先用导丝试行通过闭塞部位，继以同轴扩张及气囊导管扩张，此法可使肾动脉达到足够大的内径，患者血压可恢复正常。④双侧肾动脉狭窄：可同时或先后进行肾动脉成形术治疗，若同期使用可控制导管进行扩张，无须更换导管即可完成双侧治疗。⑤扩张肾动脉后再狭窄：注意对病因进行治疗，可再次行 PTA，使病肾再度恢复正常血液灌注。

九、并发症与处理

肾动脉介入手术方法简单，并发症少，但少数患者可发生以下与肾动脉成形有关的并发症：肾动脉内膜下游离瓣、肾动脉破裂伴腹膜后出血、急性肾衰和肾动脉远端血栓形成及栓塞。

当气囊导管扩张而堵住肾血管时，须用肝素溶液冲洗远端肾动脉，以防血栓形成，避免肾动脉由狭窄转为闭塞或发生栓塞，内膜损伤置入支架一般可以封闭，出血严重需要外科手术处理。

十、疗效评价

肾动脉成形能直接增加肾的灌注量，对大动脉炎和纤维肌增生导致的高血压疗效较好，对动脉粥样硬化所致狭窄复发率很高，PTA 与可张性金属网状内支架联合应用，可显著增加疗效并减少再狭窄的复发。本法适应证广，对任何原因引起的肾动脉性高血压，不论是单侧还是双侧，是肾型还是主动脉型，也不管是外周静脉还是双侧肾静脉，不管 PRA 比值如何，均可考虑先做 PTA 治疗，无效者并不影响再用外科手术或内科治疗的效果。因创伤小，手术过程短，故特别适用于有慢性肾功能不全、老年人及一般状况欠佳者。

手术疗效佳者造影复查肾血管狭窄消失或明显减轻，血压逐步下降接近于正常水平，肾功能恢复正常，彩色多普勒检查表现为肾动脉搏动指数增加，血流速度加快。

参考文献

［1］李麟荪，徐阳，林汉英. 介入护理学［M］. 北京：人民卫生出版社，2015.

［2］王昌惠，范理宏. 呼吸介入诊疗新进展［M］. 上海：上海科学技术出版社，2015.

［3］董宝玮，温朝阳. 介入超声学实用教程［M］. 北京：人民军医出版社，2013.

［4］周伟生，张萍. 妇产科影像诊断与介入治疗［M］. 北京：人民军医出版社，2012.

［5］李为民，李悦. 心脏介入治疗并发症防治［M］. 北京：北京大学医学出版社，2012.

［6］缪中荣，黄胜平. 缺血性脑血管病介入治疗技术与临床应用［M］. 北京：人民卫生出版社，
  2013.

［7］李彦豪，何晓峰，陈勇. 实用临床介入诊疗学图解（第3版）［M］. 北京：科学出版社，
  2014.

［8］杨建勇，陈伟. 介入放射学理论与实践［M］. 北京：科学出版社，2014.

［9］郭启勇. 介入放射学［M］. 北京：人民卫生出版社，2013.

［10］何文. 实用介入性超声学［M］，北京：人民卫生出版社，2012.

［11］刘新峰. 脑血管病介入治疗学［M］. 北京：人民卫生出版社，2012.

［12］陈春林，刘萍. 实用妇产科介入手术学［M］. 北京：人民军医出版社，2011.

［13］卢才义. 临床心血管介入操作技术［M］. 北京：科学出版社，2009.

［14］崔石昌. 内科进修医生培训放射介入学教学的探索和实践［J］. 继续医学教育，2016，30
  （8）：13 - 15.

［15］周国锋. 湖北省抗癌协会肿瘤介入学专业委员会在武汉成立［J］. 临床放射学杂志，2010
  （1）：98 - 98.

［16］夏丽娜，姚倩，彭顺蓉. 冠状动脉介入诊疗患者护理需求的调查［J］. 内蒙古中医药，2012，
  31（7）：141 -142.

［17］周炳凤，施有为，徐少东，等. 冠状动脉介入诊疗中不同剂量非离子型对比剂对肾功能的影响
  ［J］. 生物医学工程与临床，2012，16（2）：137 - 139.

［18］吴佳纬（综述）. 与冠状动脉介入操作相关的无症状脑梗死及认知功能改变［J］. 心血管病
  学进展，2013，34（6）：770 - 773.

［19］芮浩淼. 对比分析经皮冠状动脉介入疗法及药物疗法对于冠状动脉临界狭窄病变的长期疗效
  ［J］. 中国药物经济学，2014（10）：85 - 86.

［20］解光辉. 浅析急诊经皮冠状动脉介入治疗用于急性心肌梗死患者治疗中的临床效果［J］. 中
  国实用医药，2016（15）：205 - 206.

［21］谭中宝，毛学群，张建，等. 两所高等医学院校临床本科生介入放射学认知度调查［J］. 介
  入放射学杂志，2016，25（3）：261- 263.